Ankit Saxena
Arpit Saxena
Shivani Sharma

Radiologia digital em odontologia

Ankit Saxena
Arpit Saxena
Shivani Sharma

Radiologia digital em odontologia

Conceitos básicos aplicados

ScienciaScripts

Cover image: www.ingimage.com

This book is a translation from the original published under ISBN 978-3-659-89546-3.

Publisher:
Sciencia Scripts
is a trademark of
Dodo Books Indian Ocean Ltd. and OmniScriptum S.R.L publishing group

120 High Road, East Finchley, London, N2 9ED, United Kingdom
Str. Armeneasca 28/1, office 1, Chisinau MD-2012, Republic of Moldova, Europe
Managing Directors: Ieva Konstantinova, Victoria Ursu
info@omniscriptum.com

Printed at: see last page
ISBN: 978-620-8-59934-8

Agradecimentos

"Os esforços do homem são visíveis; os de Deus são invisíveis.

Nenhum empreendimento pode começar, continuar ou terminar sem as bênçãos do Todo-Poderoso. Curvo-me perante Qod por me ter concedido o dom da vida e por me ter abençoado iluminando os caminhos mais obscuros.

Agradeço humildemente aos meus pais, o Sr. AnilKumar Saxena e a Sra. Bharti Saxena, que me deram o apoio financeiro, emocional e moral para dar este passo.

"Nove décimos da educação é encorajamento.

É com um profundo sentimento de gratidão que agradeço ao meu mentor e guia, **Dr. N. Rakesh**, *cujos conselhos inestimáveis, vastos conhecimentos e perseverança incutiram em mim a confiança e a determinação para atingir a perfeição. O seu domínio da matéria foi sempre muito útil para mim. Os seus conhecimentos notáveis e as suas ideias inovadoras foram sempre uma força motriz a ter em conta. Esteve sempre disponível quando precisei dos seus conselhos. Estou-lhe grato pela sua ajuda e motivação inabaláveis.*

O sonho começa com um professor que acredita em nós, que nos puxa, nos empurra e nos conduz ao patamar seguinte, raramente nos batendo com um pau afiado, chamado "verdade".

É difícil exprimir em palavras a minha profunda gratidão ao **Dr. Sujatha S Reddy (Professor e Diretor do Departamento de Medicina Oral e Radiologia)** *da*

Faculdade de Medicina Dentária e Hospital iM.S. Ramaiah pela sua orientação inestimável, apoio constante e sugestões ao longo do meu período de estudo. A sua natureza empática foi um apoio constante para mim. Ficarei sempre em dívida para com ele pela sua ajuda e imensa bondade.

***Yashoda Devi BK, professora titular, Dr. Shwetha V e Dr. Prashanthi C., Dr. Pavan T., professores titulares, que** sempre **me** deram as suas valiosas sugestões e conselhos oportunos. Estou-lhes grata por me terem incutido a vontade de aprender.*

*Os meus sinceros agradecimentos ao **Dr. Raison Thomas** pelo apoio moral, pelo encorajamento e pela ajuda que me deu sem reservas desde que o conheci.*

*Estarei sempre grato ao **Dr. Joseph** pela sua motivação constante, pelas suas palavras de sabedoria e pela ajuda que me deu em todas as circunstâncias em que os seus conselhos foram extremamente importantes.*

*Expresso também os meus sinceros agradecimentos ao **Dr. Harish Dr. Sureendra**, professor, por ser uma pessoa agradável de abordar e por me ajudar de vez em quando. Os meus sinceros agradecimentos aos meus colegas **Dr. Kuhu, Dr. Namrata, Dr. Paflavi, Dr. Deepa, Dr. Poornima E, Dr. Shivani, Dr. Nidhi, Dr. Nithin, Dr. Aninditya, Dr. Pushpanjali, Dr. Annu e Dr. Rizwana**, que me apoiaram e ajudaram com as suas valiosas sugestões sempre que precisei.*

Gostaria de expressar os meus profundos agradecimentos e gratidão ao radiologista do meu departamento, Sr. Manjunath, e à Sra. Penchalamma, pela sua considerável ajuda e apoio - considero o seu envolvimento cronologicamente cumulativo.

*. **B. V. Sreenivasamurthy**, M. S. Ramaiah Dental College & Hospital, Bangalore, por me ter dado a oportunidade de utilizar as instalações da instituição para este trabalho.*

Gostaria de agradecer a todos os doentes pela sua cooperação sem reservas durante o estudo.

A vida não podia ter sido melhor, e o mérito é dos meus amigos que sempre foram o catalisador do meu sucesso em tarefas rigorosas, e agradeço-lhes sinceramente toda a ajuda que me deram.

Sem esquecer um agradecimento especial ao meu irmão, Arpit, cujo apoio inabalável e incrível inspiração me ajudaram a concretizar esta tese.

Por último, mas não menos importante, gostaria de agradecer ao órgão de direção das instituições da RMS por nos ter dado a oportunidade de prestar os nossos serviços a esta instituição e à humanidade em geral.

Por último, gostaria de agradecer a muitas pessoas que permaneceram em segundo plano, mas que deram um contributo significativo para este estudo.

-DR Ankit Saxena

Conteúd

1 INTRODUÇÃO

A fotografia é utilizada desde meados do século XIX para obter um conhecimento mais exato das doenças e do seu prognóstico. Foi a invenção dos raios X por Wilhem Conard Roentgen, em 8 de novembro de 1895, que tornou possível o diagnóstico por imagem das doenças, provocando uma mudança radical na forma como os doentes e a anatomia da patologia eram examinados. A revolução ocorreu na medicina dentária quando o Dr. Otto Walkoff, da Alemanha, produziu as primeiras radiografias dentárias. Ele era simultaneamente paciente e doente. O tempo de exposição era de 25 minutos[(1)].

Em 1 de fevereiro de 1896, o Dr. Walter Koing, de Frankfurt, Alemanha, tirou radiografias dentárias. A qualidade era melhor do que a das radiografias efectuadas pelo Dr. Otto Walkoff, e o tempo de exposição era de 9 minutos. [2] Nasce a radiografia dentária. Em 1913, a Kodak produziu a primeira película de raios X dentários pré-embalada. A película utilizada era uma película fotográfica de base. Em 1919, a Kodak produziu a primeira verdadeira película de raios X dentária, concebida para exposição direta aos raios X. Desde então, as velocidades das películas evoluíram até que, em 2000, foi desenvolvida uma película de velocidade F, que necessita de 1/60$^{(th)}$ da radiação que a película de 1919 necessitava.

A radiografia digital em medicina dentária foi introduzida pela primeira vez pelo dentista francês Francis Mouyen no 1º Congresso Europeu de Radiologia Dentária e Maxilofacial em Genebra.[3] Os primeiros sensores de raios X digitais utilizados em medicina dentária foram introduzidos por Mouyen (RVG, Trophy Radiologie, Croissy Beaubourg França).[4] O primeiro sistema dentário digital só era capaz de adquirir uma imagem de raios X; a imagem não podia ser armazenada num disco, mas tinha de ser impressa. Tratava-se de um sistema simples, mas que abriu uma nova era.

Pouco tempo depois, Per Nelvig e os seus colegas desenvolveram outro sistema (Sens-A-Ray, Regam Medical Systems, Sundsvall, Suécia) e, no espaço de uma década, muitos outros produtos foram lançados no mercado[4].

Como resultado de todos estes desenvolvimentos e da evolução contínua no dia a dia, a imagiologia digital tornou-se uma modalidade chave no diagnóstico por imagem, abrindo a porta a vastas possibilidades na medicina dentária.

2 HISTÓRIA

Em 8 de novembro de 1895, o físico bávaro Wilhelm Conrad Roentgen, intrigado com os tubos catódicos incandescentes, decidiu ver o que estes podiam fazer. Descobriu que os raios que estes emitiam podiam atravessar partes do corpo, como a sua mão, e que os ossos sob a pele se tornavam claramente visíveis no ecrã. Como não sabia exatamente o que causava este fenómeno, rotulou os raios de "X", que é o símbolo matemático para tudo o que é desconhecido. A revolução estava apenas a começar.

Menos de duas semanas após esta importante descoberta, o Dr. Otto Walkhoff produziu o primeiro "roentgenograma" dentário original a partir de parte de uma placa de vidro. A imagem necessitou de 25 minutos de exposição. A radiografia e a medicina dentária acabaram de estabelecer uma boa amizade.

A era digital da radiografia dentária começou em 1987, quando o primeiro sistema de radiografia digital, denominado RadioVisioGraphy, foi lançado na Europa pela empresa francesa Trophy Radiologie. O inventor deste sistema foi o Dr. Francis Mouyen. Ele inventou uma forma de utilizar fibras ópticas para reduzir uma imagem de raios X de grandes dimensões a um tamanho mais pequeno que pudesse ser detectado por um chip sensor de imagem com dispositivo de carga acoplada (CCD). Uma vez concluídas as especificações para o chip de imagem de raios X, a Trophy Radiologie contratou a Fairchild CCD Imaging Company em Silicon Valley, Califórnia, EUA, para desenvolver os próprios chips de imagem CCD. Na Fairchild, um jovem físico finlandês e engenheiro de conceção de sensores de imagem CCD, Paul Suni, ajudou a criar a tecnologia de sensores de imagem CCD necessária para tornar o sistema de radiografia digital RVG uma realidade. A nova tecnologia estava pronta para ser desenvolvida. Duas décadas depois, os actuais sistemas de raios X digitais são muito superiores e oferecem muitas vantagens.[5]

Sir William Morgan - Primeiro homem a produzir raios X sem o saber

Sir William Crookes 1980's - Químico e físico britânico, inventor do tubo de Crookes

wilhem conard roentgen - Pai da radiologia (radiografia da mão da mulher de Roentgen, Bertha),

A primeira radiografia do corpo humano. As primeiras radiografias dentárias foram tiradas por todos os cientistas que se seguem mais ou menos ao mesmo tempo, no final do inverno e início da primavera de 1896.

Dr. Otto Walkhoff, Alemanha - exposição de 25 minutos

Koenig, Alemanha- Exposição de 9 minutos

Frank Harrison, Grã-Bretanha - espetáculo de 10 minutos

Pai da radiografia dentária Dr. Edmund C. Kelles

Primeira radiografia intra-oral num paciente vivo nos Estados Unidos, 1896

William Herbert Rollins (1852-1929) - Em julho de 1896, publicou uma descrição de uma cassete intra-oral e de um fluoroscópio oral. Em 1898, enquanto trabalhava com raios X, sofreu queimaduras graves e foi um dos primeiros a alertar para os efeitos nocivos da radiação.

Em 22 de julho de 1896, W. Marcuse, em Berlim, publicou o primeiro estudo microscópico do efeito da radiação nos tecidos.

Aplicada por W.A. Price em 1913, que introduziu a técnica do ângulo bissector.

Dr. Anthony Cieszynrski 1907 - Dentista polaco que formulou as regras da isometria (isometria de Cieszyrnski) em radiologia dentária, tornando possível obter radiografias dentárias precisas que mostram as verdadeiras dimensões dos dentes.

As primeiras películas dentárias pré-desenvolvidas foram introduzidas pela Eastman

Kodak em 1913.

Em 1913, o Dr. Raper publicou "Radiografia Elementar e Dentária", o primeiro livro de texto sobre radiologia oral. Em 1925, em colaboração com a empresa Eastman Kodak, desenvolveu o exame bitewing.

1923: 1º aparelho de raios X dentário da Victor X-ray corporation, Chicago1923: 1º aparelho de raios X dentário da Victor X-ray corporation, Chicago

Dr. H. Numata (Japão) - Primeira pessoa a propor (1933) e a experimentar (1934) o método de rotação para radiografia panorâmica.

Em 1949, Paatero observou que era possível produzir radiografias panorâmicas colocando a película numa posição extracorporal.

1955: Introdução da película de velocidade D

1957: 1º aparelho de raios X dentário de kilovoltagem variável (G.E.)

1960: Lançamento do primeiro aparelho de raios X panorâmico

1969: Desenvolvimento de um protótipo de scanner

1977- Angiografia de subtração digital

1980- Radiografia computorizada (CR), fósforos de armazenamento

1981: Introdução da película E-speed

A Trophy Radiology introduziu o RVG em 1982.

1987: Introdução da radiografia digital intra-oral

1987: Denta scan concebido 1987- Placas de imagem de selénio amorfo

1990- Dispositivo de carga acoplada (CCD) Radiografia de fenda direta DR

1994- Tambor de selénio DR

1995- Silício amorfo - iodeto de césio (cintiladores) Detectores de painel plano (FPD)

2000: Introdução da película de velocidade "F

A tecnologia de feixe cónico foi introduzida pela primeira vez no mercado europeu em 1996 pela QR s.r.l. (NewTom 9000) e no mercado dos EUA em 2001.

3 Princípios da imagem digital

Uma imagem convencional de raios X é constituída pela disposição dos grãos de prata na emulsão fotográfica. A densidade dos grãos de prata depende da intensidade do feixe de raios X. Quando uma imagem de raios X é visualizada numa caixa de visualização de luz transmitida, o padrão de diferentes densidades de grãos de prata é transferido para os olhos e percebido como diferentes tons de cinzento.

Apesar da diferença fundamental entre a tecnologia utilizada para a imagiologia em película e a utilizada para a imagiologia dentária, existem muitas semelhanças. Em vez de haloides de grão de prata, é utilizado um grande número de pequenos elementos sensíveis à luz para registar os dados da imagem da sombra radiográfica. Para visualizar a imagem, são produzidas diferentes tonalidades de cinzento em função da quantidade de luz emitida pelo ecrã do computador. A diferença fundamental entre os dois é que, na película convencional, as partículas de halogeneto de prata estão distribuídas aleatoriamente na emulsão, enquanto nos receptores digitais os elementos electrónicos estão dispostos numa grelha regular de linhas e colunas.

O sinal elétrico produzido pelo sensor varia com o tempo. Trata-se de um sinal analógico que, em princípio, pode assumir qualquer valor entre um mínimo e um máximo de tensão. O sensor está ligado a uma placa especial no computador, chamada placa *de aquisição*, a função desta placa é armazenar as medições no computador sob a forma de números. Estes números têm valores discretos; só são possíveis valores inteiros. Em geral, a gama de números situa-se entre 0 e 255. O preto completo é representado por 0, enquanto o branco completo é representado por 255. Outros tons de cinzento têm valores entre 0 e 255. Na imagem digital, as intensidades de radiação são medidas ao longo de uma grelha retangular bidimensional de elementos sensores, denominados pixels. Um pixel é uma pequena caixa ou quadrado onde se depositam os electrões produzidos pelas fotografias incidentes. É também conhecido como poço de electrões[(6)].

As células individuais da grelha são chamadas "elementos de imagem", que foram abreviados para pixéis. Cada célula é coordenada por três valores: a coordenada x, a coordenada y e o valor de cinzento.[7]

Os resultados da medição para cada elemento sensor são transferidos para o computador e armazenados como números entre 0 e 255. Para visualizar a imagem, os números são lidos e utilizados para controlar a intensidade dos pixels no ecrã do monitor. O tamanho do pixel é demasiado pequeno para ser percebido pelo olho humano. Os pixéis pequenos proporcionam uma resolução suficiente para satisfazer este requisito. Numerosos estudos demonstraram que a qualidade de diagnóstico das imagens digitais é comparável à das radiografias convencionais.[8,9,10]

Métodos de aquisição de imagens digitais

1. Radiografia convencional digitalizada com um scanner plano e um adaptador de transparências

Este procedimento pressupõe a existência de uma radiografia convencional. A radiografia é digitalizada. Utilizando um scanner plano com um adaptador para transparências[(11)]. Em geral, a resolução espacial pode ser escolhida de modo a que os pormenores de diagnóstico sejam preservados na imagem digital. As resoluções de 150, 300, 600 ou 900 dpi (pontos por polegada) são típicas das radiografias digitais.

2. Radiografia convencional digitalizada com uma câmara de carga acoplada

Este método é semelhante ao anterior. A radiografia é colocada na caixa de visualização em vez do scanner de mesa e é utilizada uma câmara de vídeo com dispositivo de acoplamento de carga (CCD). Dependendo do software utilizado para controlar os parâmetros da câmara, a resolução e o tempo de exposição podem ser ajustados.

3. Imagens digitais semi-diretas adquiridas com placas fosforescentes fotoestimuláveis

As placas de fósforo fotoestimuláveis podem reter uma imagem latente de raios X durante algum tempo. A imagem latente resulta da excitação de electrões nos cristais de fósforo por fotões de raios X. Posteriormente, um feixe de laser varre a placa de imagem. Os electrões regressam ao seu nível de energia original; durante este processo, é emitida energia sob a forma de luz, que pode ser captada por um dispositivo fotomultiplicador. A saída do fotomultiplicador é convertida em valores de pixéis, que constituem a informação da imagem. Esta tecnologia é denominada semi-direta devido à fase intermédia da imagem latente. As placas fosforescentes fotoestimuláveis estão disponíveis em tamanhos comparáveis aos das películas dentárias convencionais.

4. Imagem digital direta adquirida através de um dispositivo de carga acoplada, semicondutor de óxido metálico complementar ou outro dispositivo eletrónico

Neste método, a intensidade da radiação de raios X é medida diretamente por um dispositivo eletrónico constituído por um grande número de elementos sensíveis à luz. A saída destes elementos é transferida para o computador sob a forma de um sinal elétrico e digitalizada no cartão de aquisição. Uma camada de cintilador é colocada no topo da matriz de deteção. Os fotões de raios X são convertidos em fotões de luz, aumentando a eficiência do detetor.

Vantagens da imagiologia digital[12,8]

A imagiologia digital oferece uma série de vantagens em relação à imagiologia convencional

- Produção imediata de imagens graças aos sensores de semicondutores, como os dispositivos de carga acoplada (CCD) e os semicondutores de óxidos metálicos complementares (CMOS).
- Visualização interactiva no ecrã com a possibilidade de melhorar as caraterísticas da imagem e de efetuar medições diretas.
- Melhoria do contraste, nomeadamente para facilitar o diagnóstico de cáries dentárias.
- Armazenamento integrado, económico e indefinido, permitindo o acesso às imagens através de sistemas de software de gestão de clínicas.
- Segurança das cópias de segurança disponíveis e do arquivo fora do local.
- Duplicações de imagens perfeitas para acompanhar referências a outros profissionais.
- Mecanismos de segurança para identificar imagens originais e diferenciá-las das imagens modificadas.
- Capacidade de rotular informações como a identificação do doente, a data de exposição e outros pormenores relevantes.
- Interoperabilidade do formato de ficheiro DICOM (Digital Imaging and Communications in Medicine), que permite aos médicos com equipamento e software diferentes visualizar e melhorar as mesmas imagens.

- Reduções de dose.
- Uma técnica amiga do ambiente que elimina a película, os tratamentos químicos e os resíduos perigosos.
- Desvantagens da imagem digital
- O custo inicial continua a ser um fator de dissuasão, embora os benefícios a longo prazo possam ultrapassar a vantagem financeira da radiografia convencional.
- As dimensões dos sensores intra-orais continuam a ser incómodas e inaceitáveis para muitos pacientes.
- Cada sensor ou placa intra-oral deve ser coberto com uma barreira de plástico que deve ser mudada entre doentes e eliminada se for contaminada durante o procedimento, uma vez que não existe nenhum método de esterilização eficaz.
- Apesar do melhor software de segurança incorporado, a possibilidade de manipulação fraudulenta mantém-se, o que é motivo de preocupação para fins forenses.

4 Caraterísticas do detetor digital

Resolução de contraste

Refere-se à quantidade de escala de cinzentos e à diferenciação de cores que existe numa imagem. A resolução de contraste é particularmente importante para a imagiologia de objectos intrinsecamente de baixo contraste, como massas mamárias e nódulos pulmonares[13].

Isto depende da interação dos seguintes elementos:

- Caraterísticas de atenuação do tecido fotografado
- Capacidade do recetor de imagem para distinguir diferenças entre o número de fotões de raios X provenientes de diferentes áreas do objeto.
- Capacidade do ecrã do computador para representar diferenças de densidade
- A capacidade do observador para reconhecer estas diferenças

Os detectores digitais actuais captam dados em 8, 10, 12 ou 16 bits. A profundidade dos bits é uma potência de 2. Isto significa que o detetor pode teoricamente captar 256 ($2^{(8)}$)) à 65 536 ($2^{((16)}$))) densidades diferentes. Na prática, o número real de densidades significativas que podem ser captadas é limitado por imprecisões na aquisição da imagem, ou seja, pelo ruído.

Independentemente do número de diferenças de densidade que um detetor possa captar, os monitores de computador convencionais são capazes de apresentar uma escala de cinzentos de apenas 8 bits. Uma vez que os sistemas operativos, como o Windows, reservam um determinado número de níveis de cinzento para a apresentação de informações do sistema, o número real de níveis de cinzento que podem ser apresentados num ecrã é de 242.

Um fator limitador mais importante é o sistema visual humano, que só é capaz de distinguir cerca de 60 níveis de cinzento de cada vez em condições de visualização ideais. Se considerarmos o ambiente visual típico de um consultório dentário, o número real de níveis de cinzento que podem ser distinguidos ( ) é inferior a 30.

As limitações visuais humanas também estão presentes na visualização da película; no entanto, a luminância (brilho) de uma caixa de visualização de raios X típica é muito maior do que a de um ecrã de computador típico. Por conseguinte, a iluminação ambiente da sala em que a imagem é visualizada terá teoricamente um impacto menor na película do que nos ecrãs digitais[16].

Para o equipamento de aquisição de imagens digitais, isto significa o número de tons de cinzento que um detetor pode captar. Na prática, os detectores dos equipamentos de raios X digitais têm vantagens significativas em relação à imagiologia convencional por película/ecrã. Graças à sua ampla gama dinâmica, é possível captar uma vasta gama de intensidades de sinal baixas a elevadas e, graças à sua elevada resolução de contraste, é possível apresentar milhares de tons de cinzento[(17).]

A resolução espacial do novo equipamento de aquisição digital, como a CR e a DR, é comparável, mas inferior, à da radiografia em ecrã. A resolução de contraste superior das modalidades digitais mais do que compensa a resolução espacial reduzida[(15).]

Resolução espacial

Descreve a capacidade de distinguir detalhes espaciais finos e diferenciar objectos numa imagem. Em geral, nos sistemas de aquisição digital, a resolução é regida por um termo designado por frequência espacial, que é utilizado na amostragem de uma imagem digital. A resolução implica a frequência de amostragem de um objeto.

Regra geral,

a) o aumento da frequência de amostragem aumenta a resolução, e

b) As imagens compostas por um maior número de pixéis têm uma maior resolução espacial.

As imagens de alta resolução, por outro lado, requerem filmes maiores[(18)].

Na radiografia convencional de raios X, a resolução espacial é determinada pela dimensão do ponto focal do tubo de raios X e pelas caraterísticas da combinação ecrã-filtro.

Em USG, a resolução espacial depende de vários factores, tais como a dimensão da abertura ativa de um transdutor, a frequência central, a duração do impulso, a profundidade focal de emissão selecionada e, até certo ponto, a largura de banda e a atenuação. Além disso, na USG, a resolução axial é geralmente melhor do que a resolução lateral.

Em TC, a resolução espacial é determinada a dois níveis: a qualidade dos dados de projeção em bruto e o método de reconstrução. Os dados de projeção são influenciados por factores geométricos, como a dimensão do ponto focal, a colimação, a amostragem do feixe de raios X, a velocidade da mesa, a largura do detetor e a diafonia do detetor. A reconstrução é influenciada pelo algoritmo de interpolação em espiral, campo de visão, fator de zoom, filtros ou kernel e análise no plano interior ou transversal.

Na RM, a resolução espacial é determinada por vários factores, como o gradiente ou a forma do campo magnético, o número de passos de codificação de fase, o campo de visão (FOV) selecionado e a presença ou ausência de movimentos fisiológicos.

É importante notar que a resolução da imagem nos dispositivos de captura não é sinónimo da resolução da imagem nos dispositivos de saída, como os ecrãs de computador ou as impressoras[((20)].

Na radiografia convencional, a resolução é geralmente expressa em pares de linhas por milímetro (lp/mm), enquanto nos scanners de alta resolução, a resolução é geralmente expressa em dpi[((21))].

Uma linha e o seu espaço associado são designados por par de linhas (lp). São necessários pelo menos dois pixéis para resolver um par de linhas, um para a linha escura e outro para o espaço luminoso. Os observadores típicos são capazes de distinguir cerca de 6 Ip/mm sem o benefício da ampliação.

A película intra-oral é capaz de fornecer uma resolução de mais de 20 lp/mm. A menos que a imagem da película seja ampliada, o observador não consegue apreciar a extensão dos pormenores da imagem.

Nos sistemas de imagem digital de estado sólido, o limite teórico de resolução é determinado pela dimensão do pixel: quanto menor for a dimensão do pixel, maior será a resolução. Com píxeis de 20 p m, é possível obter uma resolução teórica de 25 lp/mm.

Na prática, contudo, a resolução real é geralmente inferior devido a várias fontes de ruído eletrónico, à dispersão de fotões no revestimento do cintilador, bem como a um acoplamento ótico potencialmente imperfeito em sistemas que utilizam fibras ópticas. Atualmente, o CCD intra-oral de maior resolução para medicina dentária tem um tamanho de pixel de aproximadamente 20 p m. Em comparação, o tamanho do grão de prata da película intra-oral é de 8 p m.

A resolução dos sistemas PSP é influenciada pela espessura do material fosforoso. Camadas de fósforo mais espessas conduzem a uma maior dispersão e a uma menor resolução. Por outro lado, uma camada mais espessa melhora a resolução da imagem. Eficiência de absorção de raios X, resultando num recetor de imagem mais rápido. A resolução é também inversamente proporcional ao diâmetro do feixe laser.

O diâmetro efetivo do feixe é aumentado pelas vibrações nos modelos de espelho rotativo e de scanner de tambor. O movimento lento de varrimento influencia a resolução através do incremento de alimentação da chapa. Este incremento pode ser ajustado para aumentar ou reduzir a resolução em alguns sistemas.

Os actuais sistemas PSP são capazes de fornecer uma resolução superior a 7 lp/mm.

O software para apresentação de todas as imagens digitais permite que as imagens sejam ampliadas. Uma imagem periapical que preenche um ecrã de computador pode ser ampliada por um fator de 10 ou mais. A este nível de ampliação, a imagem assume uma aparência pixelizada e os limites da resolução do sistema de imagem são óbvios[(14)].

No que diz respeito aos dispositivos de saída, a resolução típica é de 1280 x 1024 pixels para os projectores de vídeo topo de gama[17].

300x1200 dpi para impressoras laser, 1440 dpi para impressoras de jato de tinta e 300 dpi para impressoras de sublimação de tinta .[23]

Com uma resolução de impressora de 300 dpi, cada polegada quadrada é composta por 300 x 300 ou 90.000 pixéis. A 256 níveis de cinzento, com um byte por pixel, a informação representa 90 000 bytes ou 90 KB por polegada quadrada de imagem[22].

Pixel

As imagens digitais são essencialmente "instantâneos electrónicos[(10)]" de uma grelha retangular, contendo elementos de imagem individuais ou pixels. O pixel é o elemento básico da imagem digital. É a amostra completa mais pequena de uma imagem. Um pixel de ecrã é a área mais pequena que uma determinada combinação de software e hardware pode iluminar num monitor.

Um pixel de impressora é o ponto mais pequeno que a impressora pode produzir. Cada pixel tem um conjunto variado de tons. Estes tons são preto ou branco, ou tons de cinzento ou cor. Um valor tonal é atribuído aos diferentes tons em código binário, apenas sob a forma de zeros ou pontos.

entre si. Os dígitos binários de cada pixel são designados por bits. Todos os pixels individuais com os seus valores tonais combinam-se coletivamente para criar uma imagem digital.

Em radiografia, dependendo do equipamento e do tipo de modelo, o tamanho do pixel em CR varia de 50 a 200 microns, em DR de 100 a 200 microns e em mamografia digital de campo total de 50 a 100 microns. O tamanho do pixel é convencionalmente derivado do produto do número de pixéis[22].

Em dispositivos como as câmaras digitais, o tamanho do pixel é expresso pelo número de pixéis na horizontal e na vertical (por exemplo, 2048 por 3072), o que também define o número de elementos no sensor.

Para documentos digitalizados, a dimensão do pixel é o tamanho do documento multiplicado pelo número de dpi (pontos por polegada).

Por exemplo, um documento de 8 x 10 polegadas digitalizado a 300 dpi tem dimensões de 2.400 pixels por 3.000 pixels[(10)].

No caso dos ecrãs de computador, o número de pixels depende do rácio de aspeto do ecrã (o seu tamanho horizontal em relação ao seu tamanho vertical) e do tamanho do ecrã.

Os monitores normais, no formato 4:3, têm 1024 pixels de largura e 768 pixels de altura, ou outras combinações como 1280 x 1024, 800 x 600, etc.

Os ecrãs panorâmicos 16:9 têm uma largura de 1024 pixels e uma altura de 576 pixels ou outras combinações, como 1680 x 1050, 1280 x 768, etc.

Os pixels por polegada (PPI) ou densidade de pixels estão relacionados com o tamanho do ecrã em polegadas e o número total de pixels nas direcções horizontal e vertical. Esta é a resolução de um ecrã de computador. [25]

Escala de cinzento

As imagens em escala de cinzentos são diferentes das imagens a preto e branco. Ao contrário das imagens a preto e branco, que têm duas cores (preto e branco), as imagens em escala de cinzentos têm vários tons de cinzento pelo meio. Os tons de cinzento que compõem uma imagem variam entre o preto puro, com a intensidade mais baixa, e o branco puro, com a intensidade mais elevada.

Para a apresentação visual comum, as imagens em escala de cinzentos contêm 8 bits por pixel amostrado. Isto permite registar 28 ou 256 intensidades (tons de cinzento), geralmente numa escala não linear.

A imagiologia médica requer mais tons de cinzento e, por conseguinte, até 16 bits por amostra, o que dá 216 ou 65536 níveis de cinzento[((10).).]

Profundidade de bits

A profundidade de bits indica os tons de cinzento utilizados para definir cada pixel. É geralmente medida em número de bits. Uma maior profundidade de bits implica um maior número de níveis de cinzento ou de tons de cor numa imagem, bem como um tamanho de filme maior[18].

Na imagiologia, a profundidade de bits variável é utilizada a três níveis: durante a aquisição, durante o processamento e durante a visualização.

As profundidades de bits da imagem são geralmente determinadas pelo tipo de imagem (preto e branco, cinzento ou cor), pela profundidade de bits (número de bits por pixel) e pelo número de tons por pixel[22].

Cor

Embora a maior parte da prática radiológica seja efectuada em escala de cinzentos, existe uma tendência crescente para a utilização da cor virtual no Doppler a cores, na TC e na RMN, especialmente durante o pós-processamento.

Um modelo de cor denominado RGB (vermelho, verde, azul) é normalmente utilizado para gerar cores no ecrã em televisores, monitores de computador e gravadores de filmes. Neste modelo, também conhecido como modelo de cor aditivo, são apresentados três fósforos diferentes no ecrã de um monitor.

Neste caso, o pixel é um ponto fosforescente vermelho, verde e azul que, quando atingido por um feixe de electrões, emite luz da mesma cor. É emitida uma gama de cores variando os pontos fosforescentes[5] atingidos e a sua intensidade

Ao excitá-los a diferentes intensidades, a mistura resultante é percepcionada como uma cor por 19

o olho humano.

Em comparação, a impressão a cores em papel utiliza um modelo de cor subtrativo denominado CYMK (ciano, amarelo, magenta, preto)[16].

Estes combinam-se no papel para atuar como um filtro, absorvendo alguns comprimentos de onda da luz e reflectindo o resto de volta para o olho humano[(19)].

Basicamente, os dois modelos de cor diferem na forma como as cores são criadas[(17)].

Enquanto o modo RGB se baseia na presença de uma fonte de luz para criar a imagem, o modo CMYK baseia-se na criação da imagem numa superfície reflectora, como o papel.

A cor também tem atributos de profundidade de píxeis. Num ecrã de computador, para visualizar uma simples imagem a preto e branco, basta um bit para cada pixel.

No entanto, para imagens em escala de cinzentos, é suficiente um modo de 8 bits que ofereça 256 níveis de escala de cinzentos. Para visualizar imagens a cores em monitores a cores, as placas de vídeo para PC suportam atualmente 24 bits para cada pixel, permitindo a visualização de 224 ou 16 777 216 cores[(26)].

Tamanho do ficheiro

O tamanho do ficheiro é o resultado final, indicando o tamanho dos dados de informação que representam uma imagem. É uma relação matemática entre o número total de pixéis de uma imagem e a escala de cinzentos ou profundidade de cor.

Três parâmetros adicionais podem influenciar o tamanho do ficheiro, nomeadamente o formato do ficheiro, o nível de compressão de dados e o recorte para incluir a região de interesse relevante (ROI).

O tamanho do ficheiro depende essencialmente das dimensões dos pixels e da profundidade dos bits. Como seria de esperar, obtém-se multiplicando o (número de pixéis horizontais) x (número de pixéis verticais) x (número de bits nos tons de cinzento ou de cor, ou seja, a profundidade de bits)[28].

Na sua forma mais básica, o tamanho de um filme é representado por duas unidades de medida elementares,

nomeadamente o bit e o byte. Um bit é a medida mais pequena que indica 1 ou 0 ou ligado ou desligado. Oito bits constituem um byte.

Quando o tamanho do filme aumenta ainda mais, são utilizadas unidades como kilobytes (1024 bytes), megabytes (1000 KB) e gigabytes (1000 MB).

Os ficheiros maiores são representados por terabytes (1000 GB), o que, na prática, é relevante para os sistemas de arquivo e comunicação de imagens (PACS) e para o armazenamento de grandes volumes de dados.

Deve ser lembrado que o aumento da matriz e da gama de tons de cinzento melhora a resolução da imagem, mas também aumenta indesejavelmente o espaço de armazenamento e o tempo de transmissão através das redes. Em geral, o tempo de transmissão segue as leis do tamanho do ficheiro.

Para reduzir o tempo de transmissão, é possível aumentar a velocidade das redes/modems ou reduzir o número de bits enviados através da utilização de técnicas de compressão[28].

Imagens humanas comparadas com dispositivos digitais

O olho humano é sensível ao espetro visível da radiação electromagnética na gama de comprimentos de onda entre 400 e 700 nanómetros[(15)].

A resposta do olho humano em condições normais de iluminação é designada por resposta fotópica. É suportada principalmente pelos cones, cuja sensibilidade máxima é de 555 nanómetros, o que indica que o olho é mais sensível à cor amarelo-verde.[19]

No entanto, com pouca luz ou na escuridão quase total, ocorre uma resposta escotópica, em que os bastonetes são os mais activos. Nestas condições de fraca luminosidade, o olho humano é mais sensível ao azul e ao violeta e menos sensível e menos discriminativo ao amarelo e ao vermelho[20].

O olho humano consegue detetar diferentes tons de cinzento, que também dependem da idade do doente e da qualidade da sua visão.

É evidente que o olho humano tem maior resolução e gama dinâmica do que as câmaras digitais.

O olho não é simplesmente um dispositivo ótico adaptável; está equipado com um processamento rápido do sinal visual gerido por redes neuronais complexas, sistemas superiores de reconhecimento de padrões e uma gestão eficaz da profundidade e da caraterização dos contornos[((20).).]

As imagens de raios X produzidas por detectores de raios X, tomografias computorizadas, etc., contêm 12 a 16 bits/pixel, o que corresponde a 4 096 a 65 536 tons de cinzento, ao passo que as imagens visualizadas nos ecrãs médicos em geral têm um número muito inferior de tons de cinzento, frequentemente da ordem dos 8 bits ou 256 tons de cinzento por pixel.

Os modelos biofísicos propostos por Movshon e Kiorpes, e Daly e Barten foram utilizados para avaliar o reconhecimento humano da escala de cinzentos em condições óptimas.

amplamente utilizados. Foi agora estabelecido que o olho humano pode distinguir entre 700 e 900 tons de cinzento simultâneos para a gama de luminância disponível nos ecrãs médicos actuais e em condições óptimas. Atualmente, considera-se desnecessário apresentar mais de 10 bits de cinzento (1024 tons de cinzento) em simultâneo, uma vez que isso já ultrapassa as capacidades do sistema visual humano[29].

Tradicionalmente, a gama dinâmica em fotografia é influenciada pela quantidade de luz que passa através da lente para chegar à câmara ou ao sensor digital. É expressa como um número f, em que o sufixo número é o rácio entre a distância focal e o diâmetro da pupila de entrada.

Os f-stops são uma sequência de números f que reduzem para metade a quantidade de luz que chega ao sensor, como em f/0,7, f/1, f/1,4, f/2, f/2,8, f/4, f/5,6, f/8 e assim por diante. No mundo da fotografia, uma cena com oito f-stops tem uma gama dinâmica ou um rácio de contraste de 1:28 ou 1:256.[30] O olho humano "regista com precisão os detalhes com intensidades de luz que variam por um fator de 15 f-stops em qualquer cena, mas a gama dinâmica absoluta - de condições totalmente adequadas à escuridão a condições totalmente adequadas à luz - aproxima-se de um fator de quase 30 f-stops em comparação com os 8 f-stops das câmaras digitais".[29]

Latitude do detetor

A capacidade de um recetor de imagem para captar uma gama de exposições de raios X é designada por latitude. Uma qualidade desejável para os receptores de imagens intra-orais é a capacidade de registar uma vasta gama de densidades de tecidos, desde a gengiva ao esmalte. Ao mesmo tempo, as diferenças subtis de densidade dentro destes tecidos devem ser visualmente aparentes. A gama útil de densidades na radiografia de prata é de duas ordens de grandeza, de 0,5 a 2,5.

A gama dinâmica do filme estende-se efetivamente por mais de quatro ordens de grandeza, mas as densidades 3 e 4, que transmitem apenas 1/1000 a 1/10000 da luz incidente, requerem uma iluminação intensificada ou uma iluminação quente para serem distinguidas de uma densidade de 2,5. Estes dispositivos não são habitualmente utilizados na prática geral.

A latitude dos detectores CCD e CMOS é semelhante à da película e pode ser alargada através do melhoramento digital do contraste e do brilho. Os receptores PSP beneficiam de latitudes mais amplas e têm uma resposta linear a cinco ordens de grandeza de exposição aos raios X.

Sensibilidade do detetor

A sensibilidade, ou velocidade, de um detetor é a sua capacidade de responder a pequenas quantidades de radiação. A velocidade das películas intra-orais é classificada em grupos de velocidade de acordo com critérios desenvolvidos pela Organização Internacional de Normalização.

As combinações ecrã-filme extra-orais utilizam um sistema de classificação desenvolvido pela Eastman Kodak. Não existe atualmente uma norma de classificação para os receptores de raios X dentários digitais.

A sensibilidade útil dos receptores digitais é afetada por uma série de factores, incluindo a eficiência do detetor, a dimensão do pixel e o ruído do sistema.

Os actuais sistemas PSP para imagiologia intra-oral reduzem a dose em cerca de 50% em comparação com a película F-speed, com um desempenho de diagnóstico semelhante. Subjetivamente, a maioria dos observadores prefere imagens intra-orais de PSP com um nível mais elevado de exposição aos raios X. Paradoxalmente, isto pode levar a um aumento das doses nos pacientes se o nível de exposição aos raios X for determinado pelos critérios da imagem "mais atractiva". Em geral, os detectores de estado sólido requerem menos exposição do que os sistemas PSP ou a película. Os sistemas CCD e PSP para imagiologia extra-oral requerem exposições semelhantes às necessárias para os sistemas de ecrã de película de 200 velocidades[14].

5 Receptores de imagens digitais

Os cuidados dentários envolvem, em grande medida, o diagnóstico e o tratamento de patologias dos tecidos duros da região maxilofacial. A deteção e a avaliação de lesões nestes tecidos mineralizados seriam praticamente impossíveis sem a utilização de imagens radiográficas. Os ossos do crânio estão cobertos por estruturas musculares e pela mucosa bucal, pelo que não são acessíveis a uma inspeção visual direta. Do mesmo modo, as lesões nas estruturas calcificadas dos dentes não podem ser diagnosticadas de forma fiável apenas por métodos visuais. É por esta razão que a radiografia é o método de diagnóstico preferido em muitos casos. Atualmente, a radiografia é um instrumento de diagnóstico indispensável em medicina dentária. No passado, a maioria dos métodos de imagiologia radiográfica utilizados para o diagnóstico médico e dentário utilizava película para adquirir e armazenar a imagem.

No entanto, na década de 1960, surgiram os sensores electrónicos de raios X, que permitiram a aquisição de grandes quantidades de dados de imagem num curto espaço de tempo. Tratava-se principalmente de sensores de tipo linear. Devido ao custo destes sensores e ao equipamento necessário, a sua utilização estava limitada à radiologia médica. Mais tarde, surgiram também matrizes bidimensionais de elementos sensores, que permitiram obter imagens de projeção radiográfica digital em tempo real, comparáveis à radiografia em película.

Na década de 1980, a medicina dentária foi uma das primeiras áreas em que foram introduzidas matrizes de sensores bidimensionais para imagiologia de diagnóstico. Desde então, vários fabricantes entraram no mercado. Outras tecnologias, como as placas de fósforo com memória (SPP), também foram introduzidas na radiografia dentária. Hoje em dia, a radiografia digital é amplamente aceite como ferramenta de diagnóstico, embora ainda demore algum tempo até que a imagem em película seja completamente substituída pela variante eletrónica[31].

Os primeiros sensores de raios X digitais para medicina dentária foram introduzidos em meados dos anos 80 por Francis Mouyen (RVG, Trophy Radiologie, Croissy Beaubourg, França [atualmente Trophy, A Kodak Company, Rochester, N.Y.]). O primeiro sistema dentário digital só era capaz de adquirir uma imagem de raios X; a imagem não podia ser armazenada em disco, mas tinha de ser impressa. Por mais simples que possa parecer, marcou o início de uma nova era. Pouco tempo depois, Per Nelvig e os seus colegas desenvolveram outro sistema (Sens-A-Ray, Regam Medical Systems, Sundsvall, Suécia).

A redução da dose tem sido frequentemente destacada como uma das principais vantagens da radiografia digital. As vantagens mais significativas da imagem digital são, por conseguinte, a interpretação e a melhoria da imagem assistida por computador, para além das opções óbvias de arquivamento e recuperação de imagens normalizadas[32].

Receptores de imagem digital

Os receptores de imagem digital englobam uma série de tecnologias diferentes e existem numa variedade de formas e tamanhos.

A distinção mais útil é entre duas tecnologias principais:

(1) Tecnologia de estado sólido

(2) Tecnologia de fósforo fotoestimulável.

Embora os detectores de estado sólido possam ser subdivididos, partilham certas propriedades físicas e a capacidade de gerar uma imagem digital no computador sem qualquer outro dispositivo externo.

Em medicina, a utilização de detectores semicondutores é conhecida como radiografia digital. Em medicina dentária, os detectores intra-orais de estado sólido são frequentemente designados por sensores.

A outra tecnologia principal, o fósforo fotoestimulável (PSP), consiste num fósforo coberto por uma placa na qual se forma uma imagem latente após exposição a raios X. A imagem latente é convertida numa imagem digital por um dispositivo de digitalização que utiliza a estimulação por luz laser. A imagem latente é convertida numa imagem digital por um dispositivo de digitalização que utiliza estimulação por luz laser.

Algumas pessoas referem-se a esta tecnologia como fósforo de armazenamento, porque a informação da imagem é temporariamente armazenada no fósforo. Outros utilizam o termo placas de imagem para as diferenciar dos filmes e detectores de estado sólido. A utilização de placas PSP em radiologia médica é designada por radiografia computorizada[16].

Tipo de sensor

Os sistemas de radiografia digital intra-oral em medicina dentária podem ser divididos em dois grupos principais:

* Sistemas de sensores diretos.

* Sistemas de sensores semi-diretos ou indirectos.

Ambas as técnicas são completamente inofensivas. É claro que também é possível digitalizar wireframes existentes utilizando uma câmara CCD ou um scanner plano[33].

<u>Sensores de semicondutores</u>

Sensores intra-orais

Os sensores intra-orais são pequenas caixas rectangulares, finas, planas e rígidas, geralmente de cor preta e de dimensões semelhantes às das embalagens de película intra-oral. A sua espessura varia de 5 a 7 mm. A maioria dos sensores são ligados por cabo para permitir a transferência direta de dados da boca para o computador. Para facilitar a utilização clínica, os cabos dos sensores têm normalmente 1 a 2 metros de comprimento e ligam-se a uma estação de ancoragem remota. Ligam-se a uma estação de ancoragem remota que pode ser convenientemente fixada ao braço de suporte da cabeça do tubo. Um cabo separado liga-se então à estação de ancoragem.

Também está disponível um sistema sem cabos. O sensor sem fios Schick CDR transmite ondas de rádio da boca para uma estação de base remota que está ligada por cabo ao computador.

Os sensores de semicondutores não são autoclaváveis. Quando utilizados clinicamente, devem ser cobertos com um envelope de plástico protetor para efeitos de controlo de infecções[34].

Dispositivos acoplados com carga Sensores

O dispositivo de carga acoplada (CCD) foi inventado em 1970 por Willard Boyle e George Smith nos Laboratórios Bell, nos EUA.[35] O dispositivo de carga acoplada (CCD), introduzido na medicina dentária em 1987, foi o primeiro recetor de imagem digital a ser adaptado para imagiologia intra-oral.

A ideia nasceu da investigação sobre memórias de bolhas magnéticas e, tal como acontece com muitas grandes invenções, os CCD foram utilizados numa vasta gama de produtos ao longo dos últimos vinte e oito anos, incluindo aparelhos de fax, fotocopiadoras, câmaras, scanners e até brinquedos para crianças. Em vinte e oito anos, os CCDs foram utilizados numa vasta gama de produtos, incluindo aparelhos de fax, fotocopiadoras, câmaras, scanners e até brinquedos para crianças.

O CCD utiliza uma fina pastilha de silício como base para o registo de imagens. Os cristais de silício são formados numa matriz de elementos de imagem (pixéis). Quando expostos à radiação, as ligações covalentes entre os átomos de silício são quebradas, produzindo pares de electrões e buracos. O número de pares de electrões e buracos formados é proporcional ao grau de exposição de uma área. Os electrões são então atraídos para o potencial mais positivo do dispositivo, onde criam "pacotes de carga". "Cada pacote corresponde a um pixel. O padrão de carga formado a partir dos pixels individuais na matriz representa a imagem latente.[16]

Os CCDs são constituídos por milhares (ou milhões) de células sensíveis à luz, ou pixels, capazes de produzir uma carga eléctrica proporcional à quantidade de luz que recebem. Regra geral, os pixels estão dispostos numa única linha (CCD de matriz linear) ou numa grelha bidimensional (CCD de matriz de área). A aplicação específica ditará geralmente o tipo de CCD utilizado. Os scanners planos, por exemplo, utilizam CCD lineares e, neste caso, é necessário deslocar progressivamente o CCD sobre o objeto a fotografar (ou vice-versa), captando várias imagens unidimensionais para construir a imagem bidimensional final.

As câmaras digitais, por outro lado, utilizam normalmente CCDs de fita, que permitem captar toda a imagem bidimensional numa única exposição.

Um dos parâmetros fundamentais de um CCD é a sua resolução, que é igual ao número total de pixéis que constituem a área sensível à luz do dispositivo. Um dos primeiros CCDs de matriz de superfície, fabricado pela Fairchild em 1974, tinha uma resolução de 100x100,37

Atualmente, a maior câmara disponível no mercado tem cerca de 9000x7000, ou seja, 63 milhões de pixels[(38).]

Os CCDs são essencialmente circuitos integrados (ICs) e, por conseguinte, assemelham-se a chips de computador. No entanto, para permitir que a luz incida sobre o chip (ou matriz) de silício, é inserida uma pequena janela de vidro à frente do chip.

Os circuitos integrados convencionais são geralmente encapsulados num corpo de plástico preto que lhes confere resistência mecânica mas também os protege da luz, o que pode afetar o seu funcionamento normal. Os CCD são fabricados utilizando técnicas de fabrico de semicondutores de óxido metálico (MOS) e cada pixel pode ser considerado como um condensador MOS que converte os fotões (luz) numa carga eléctrica e armazena a carga antes da leitura.

Princípios básicos da CCD

Como já foi referido, cada pixel que compõe um CCD é essencialmente um condensador MOS, existindo dois tipos: canal de superfície e canal enterrado. Os dois diferem apenas ligeiramente na forma como são fabricados; os condensadores de canal enterrado oferecem grandes vantagens, razão pela qual quase todos os CCDs fabricados atualmente utilizam esta estrutura preferida.

O dispositivo é normalmente construído sobre um substrato de silício do tipo p (cerca de 300 mm de espessura) com uma camada do tipo n (cerca de 1 mm de espessura) formada na superfície. Em seguida, é criada uma fina camada de dióxido de silício (cerca de 0,1 mm de espessura), seguida de um elétrodo metálico (ou porta).

A aplicação de uma tensão positiva ao elétrodo inverte a junção p-n, resultando na formação de um poço de potencial no silício de tipo n diretamente por baixo do elétrodo. A luz incidente gera pares eletrão-buraco na região de depleção e, sob o efeito da tensão aplicada, os electrões migram para cima na camada de silício do tipo n e ficam presos no poço de potencial[39].

A acumulação de cargas negativas é, portanto, diretamente proporcional à intensidade da luz incidente.

Uma vez decorrido o tempo de exposição (também conhecido como tempo de integração), a carga retida no poço de potencial é transferida para fora do CCD antes de ser convertida num valor digital equivalente.

Imagem moldada

A leitura é efectuada através da transferência de cada fila de cargas de um pixel para outro, à maneira de uma "brigada de baldes". Quando uma carga chega ao fim da sua fila, é transferida para um amplificador de deteção e transmitida sob a forma de tensão ao conversor analógico-digital no interior do computador ou ligado a ele. As tensões de cada pixel são amostradas e é-lhes atribuído um valor digital que representa um nível de cinzento (ADC). Uma vez que os detectores CCD são mais sensíveis à luz do que aos raios X, a maioria dos fabricantes utiliza uma camada de material cintilante revestida diretamente na superfície do CCD ou acoplada à superfície por fibras ópticas. Isto aumenta a eficiência da absorção de raios X pelo detetor. Os compostos de oxibrometo de gadolínio, semelhantes aos utilizados nos ecrãs de raios X de terras raras, ou o iodeto de césio são exemplos de cintiladores que têm sido utilizados para este fim.

Os CCD de superfície ou acoplados pertencem geralmente a uma das quatro categorias seguintes:

1. Quadro completo
2. Transferência de quadros
3. Transferência de um fotograma dividido
4. Transferência interlinhas

Quadro completo - Aqui, a imagem é transferida diretamente da área de imagem do sensor para o registo de leitura. No entanto, como apenas uma linha pode ser transferida para o registo de leitura de cada vez (cujo conteúdo tem de ser transferido para a fase de leitura), os restantes pixels de imagem têm de esperar. Durante este período, os pixels que ainda não foram lidos continuam a poder registar informação de imagem. O problema é que a informação da imagem está agora deslocada da cena originalmente registada, o que pode levar a manchas e desfocagem da imagem final. Outro problema surge em aplicações de alta velocidade. Nestas situações, o tempo de integração representa apenas uma pequena percentagem do tempo total necessário para registar e ler a imagem resultante da matriz. Como resultado, a imagem terá um contraste inferior, uma vez que é gasto muito pouco tempo a registar a imagem. Uma solução para estes problemas é a utilização de um obturador mecânico, que protege a matriz da luz depois de a imagem ter sido captada.

Transferência de imagem - Um dispositivo de transferência de imagem utiliza uma secção de armazenamento protegida da luz, pelo menos tão grande como a secção de imagem da matriz. Após o período de integração, a imagem captada é rapidamente transferida para a secção de armazenamento adjacente. Enquanto a cena seguinte é captada, a cena anterior, agora na secção de armazenamento, é transferida para o registo de leitura, tal como descrito acima. A utilização desta técnica permite efetivamente que os processos de captura e reprodução de imagens sejam executados em paralelo. Isto aumenta significativamente o tempo disponível para integração, mantendo uma taxa de fotogramas suficientemente elevada. No entanto, como a imagem captada ainda tem de ser transferida para a superfície da secção de imagem da matriz, pode ser necessário um obturador mecânico para evitar os problemas acima descritos.

Transferência de imagem dividida - Este tipo de dispositivo é essencialmente o mesmo que um dispositivo de transferência de imagem, exceto que a secção de armazenamento é dividida em duas, estando cada metade localizada acima e abaixo da secção de imagem. A vantagem deste dispositivo é que permite que a imagem seja transferida para fora da secção de imagens em metade do tempo de um dispositivo de transferência de imagens.

Transferência entre linhas - Um dispositivo de transferência entre linhas compreende colunas de elementos fotossensíveis separadas por colunas de registos protegidos da luz. No final do período de integração, todos os elementos fotossensíveis transferem simultaneamente a sua carga acumulada para registos de armazenamento adjacentes. Os registos protegidos da luz transferem então a carga para o registo de leitura, como descrito acima, enquanto os elementos de imagem começam a captar a cena seguinte. Embora não seja necessário um obturador mecânico, este tipo de dispositivo tem a desvantagem significativa de uma grande parte (normalmente 40%) da secção de imagem não ser sensível à luz. Para minimizar os efeitos desta desvantagem, são frequentemente colocadas microlentes diretamente na secção de imagem da matriz. As lentes cobrem tanto as partes sensíveis à luz como as partes protegidas de cada elemento da matriz e têm o efeito de concentrar a luz de entrada apenas nas áreas sensíveis à luz de cada elemento.

Digitalização entrelaçada e progressiva

O modo de recolha de imagens de um sensor matricial pode ser entrelaçado ou de varrimento progressivo (não entrelaçado). A técnica entrelaçada é utilizada pelas principais normas de difusão PAL e NTSC e reduz a largura de banda da imagem para transmissão. Neste modo, o fotograma é dividido em dois campos: um campo ímpar, constituído por todas as linhas ímpares, e um campo par, constituído por todas as linhas pares. Metade da imagem é registada pelo campo ímpar no tempo T1 e a outra metade da imagem é registada pelo campo par no tempo T2. Isto significa que são necessários dois ciclos para construir uma imagem completa, pelo que, para PAL, que funciona a 50 Hz, as imagens são captadas a um ritmo de 25 por segundo. O método entrelaçado tem um grande inconveniente quando o sujeito está em movimento. Como os dois campos estão separados no tempo por 20 ms, a posição de um objeto em movimento terá mudado entre os dois campos, o que resulta numa desfocagem quando os dois campos são combinados para produzir a imagem final. A imagem de uma mão em movimento ilustra este problema (o efeito foi melhorado nesta imagem para ilustrar melhor o problema). O sensor de varrimento progressivo lê toda a imagem de uma só vez, o que permite captar imagens de objectos em movimento sem os efeitos de desfocagem associados ao modo entrelaçado[40].

Caraterísticas de desempenho do CCD

Num mundo ideal, os CCDs converteriam a cena perfeitamente numa imagem digital. No entanto, na realidade, os CCDs não são perfeitos. Sofrem de uma série de problemas e limitações subjacentes.

Fator de preenchimento - O fator de preenchimento é essencialmente a percentagem de cada pixel que é sensível à luz. Idealmente, o fator de preenchimento deveria ser de 100%, mas na realidade é frequentemente inferior a este valor. As funções utilizadas para controlar o blooming (ver abaixo) e, no caso dos sensores CMOS, a eletrónica de controlo adicional, ocupam espaço em cada pixel e estas áreas são insensíveis à luz. O efeito líquido da redução do fator de preenchimento é a redução da sensibilidade da matriz.

Ruído de corrente escura - A corrente escura pode ser definida como a carga indesejada que se acumula nos pixels do CCD devido aos processos térmicos naturais que ocorrem quando o dispositivo funciona acima do zero absoluto. A qualquer temperatura, pares de buracos de electrões são gerados aleatoriamente e recombinam-se dentro do silício e na interface entre o silício e o dióxido de silício. Dependendo do local onde são gerados, alguns destes electrões serão recolhidos nos poços do CCD e aparecerão como uma carga de sinal indesejada (ou seja, ruído) na saída.[41]

Para aplicações que requerem níveis de ruído muito baixos, como a astrofotografia, as fontes de corrente escura podem ser reduzidas através do arrefecimento do CCD, uma vez que são altamente dependentes da temperatura. O nível de arrefecimento depende em grande medida do tempo de integração mais longo pretendido e da relação sinal/ruído mínima aceitável.

Eficiência quântica (QE) - A eficiência quântica (QE) é uma medida da eficiência com que os fotões incidentes são detectados. Alguns fotões incidentes podem não ser absorvidos devido a reflexão ou podem ser absorvidos onde os electrões não podem ser recolhidos. A eficiência quântica é a relação entre o número de electrões detectados e o produto do número de fotões incidentes pelo número de electrões que cada fotão deve gerar. Os fotões de comprimento de onda visível geram um par eletrão-buraco, pelo que a eficiência quântica da luz visível é dada pela razão entre o número de electrões detectados e o número de fotões incidentes.

São utilizadas várias técnicas para melhorar a QE dos CCD, uma das quais consiste em iluminar o CCD em vez de o iluminar frontalmente. Nos dispositivos com iluminação frontal, os fotões incidentes têm de passar pela estrutura da porta para gerar electrões de sinal. Os fotões serão absorvidos nestas camadas e, por conseguinte, não contribuirão para o sinal final. A absorção também depende do comprimento de onda, sendo os fotões de comprimento de onda mais curto absorvidos mais do que os de comprimento de onda mais longo. Este efeito resulta em respostas espectrais baixas no azul e no UV. Para aumentar a resposta em comprimentos de onda curtos, foi desenvolvida uma técnica de afinamento do substrato de silício (normalmente de 300 mm para 15 mm). Neste caso, o CCD é retroiluminado, pelo que os fotões não precisam de passar pela estrutura da porta frontal. Foi necessária quase uma década para aperfeiçoar o processo de desbaste, sendo o principal problema o desbaste não uniforme, ou seja, os cantos são mais finos do que o centro, o que resulta numa resposta não uniforme, o "fator batata frita" ( ).

Florescimento - O florescimento é um efeito que ocorre quando, durante o período de integração, um poço de potencial se enche de electrões; isto deve-se normalmente à presença de um objeto brilhante na cena que está a ser fotografada (assumindo que a exposição global está definida corretamente). Quando um poço de potencial transborda, os electrões fluem para os poços de potencial circundantes, criando uma área de pixels saturados. Se o blooming não for controlado, a imagem resultante apresentará grandes áreas de sobre-exposição. Muitas técnicas foram desenvolvidas para combater o blooming, mas um método comum é usar drenos de transbordamento lateral[42].

Conceptualmente, funcionam da mesma forma que um transbordo num lava-loiça; quando o poço de potencial se enche até um determinado nível, quaisquer electrões extra que se acumulem são autorizados a fluir para fora sem afetar os pixels circundantes. Uma das desvantagens dos sistemas anti-blooming é que o fator de preenchimento é frequentemente reduzido, normalmente de perto de 100% para cerca de 70%.43

Eficiência de transferência de carga (CTE) - A CTE é uma medida da percentagem de electrões perdidos em cada fase do processo de transferência de carga. Os CCDs modernos de canal enterrado têm valores de CTE superiores a 99,999%. Outro aspeto do mecanismo de transferência de carga é que as filas de pixels mais próximas do registo de leitura sofrem menos transferências do que as filas do lado oposto da matriz. O efeito líquido é que a qualidade da imagem varia ao longo da largura da matriz. Os efeitos CTE e a não linearidade da qualidade da imagem ao longo da largura da matriz são factores que contribuem para o limite superior da dimensão da matriz CCD.

CCDs em medicina dentária

Os CCD foram também fabricados em matrizes lineares com alguns píxeis de largura e vários píxeis de comprimento para a obtenção de imagens panorâmicas e cefalométricas. No caso das unidades panorâmicas, o CCD é montado em frente à fonte de raios X, com o eixo longo da matriz orientado paralelamente ao feixe de raios X em forma de leque. Alguns fabricantes oferecem sensores CCD que podem ser instalados em máquinas panorâmicas mais antigas. Ao contrário da imagem de filme, a mecânica da imagem cefalométrica é diferente. Seria proibitivamente caro construir um único sensor CCD de um tamanho que pudesse capturar simultaneamente a superfície de um crânio inteiro. A combinação de uma matriz linear de CCD e de um feixe de raios X em forma de fenda com um movimento de varrimento permite o varrimento do crânio durante vários segundos. Uma das desvantagens desta abordagem é a possibilidade acrescida de artefactos relacionados com o movimento do paciente durante os poucos segundos que são necessários para completar um exame[(16).]

Semicondutores complementares de óxidos metálicos

Os sensores de imagem CMOS (complimentary metal oxide semiconductor) existem há quase tanto tempo como os CCDs[44].

No entanto, só recentemente foram introduzidas no mercado pastilhas de sensores comerciais. Estes dispositivos foram possíveis graças à investigação efectuada no Jet Propulsion Laboratory (JPL), que produziu em 1993 um sensor CMOS com um desempenho comparável ao dos CCD de nível científico[45].

A tecnologia de semicondutores de óxidos metálicos complementares (CMOS) é a base das câmaras de vídeo de consumo. Estes detectores são também semicondutores à base de silício, mas diferem fundamentalmente dos CCD na forma como as cargas dos píxeis são lidas. Cada pixel está isolado dos pixels vizinhos e está diretamente ligado a um transístor. Tal como no CCD, são gerados pares de electrões e buracos no pixel, proporcionalmente à quantidade de energia de raios X absorvida. Esta carga é transferida para o transístor sob a forma de uma pequena tensão. A tensão em cada transístor pode ser processada separadamente, lida por uma placa de aquisição, depois armazenada e apresentada como um valor digital em escala de cinzentos[16].

Os sensores CMOS, tal como os CCD, são constituídos por uma grelha de elementos sensíveis à luz, cada um deles capaz de produzir um sinal elétrico ou carga proporcional à luz incidente. No entanto, o processo para atingir este objetivo é muito diferente para cada tecnologia.

Cada pixel CMOS, por outro lado, utiliza um fotodíodo, um condensador e até três transístores. Antes do início do período de integração, o condensador é carregado até uma tensão conhecida. Quando o período de integração começa, a carga no condensador é lentamente removida pelo fotodíodo, sendo a taxa de remoção diretamente proporcional ao nível de luz incidente. No final do período de integração, a carga restante no condensador é lida e digitalizada.

Tipos de detectores CMOS

Os sensores de imagem CMOS apresentam-se geralmente de duas formas: **píxeis passivos e píxeis activos**. Os dispositivos de píxeis passivos têm amplificadores de carga na parte inferior de cada coluna de píxeis, sendo que cada píxel tem apenas um transístor (para além do fotodíodo e do condensador). Este transístor é utilizado como porta de carga e comuta o conteúdo do condensador de cada pixel para o amplificador de carga. As matrizes de píxeis activos têm um amplificador em cada píxel. Nas matrizes de píxeis passivas, parte de cada píxel é ocupada por componentes adicionais que não são sensíveis à luz. Isto tem o efeito de reduzir consideravelmente o fator de preenchimento de cada pixel; Hurwitz cita um valor de apenas 26%.[46]

Para tentar ultrapassar este problema, são por vezes montadas microlentes diretamente em frente de cada pixel, a fim de concentrar a luz de entrada na região sensível dos pixels[(39).]

O processo de leitura

As matrizes de píxeis passivas e activas utilizam a mesma técnica para ler a imagem da matriz. Cada seletor de linha é sincronizado sequencialmente. O transístor de comutação ou amplificador de carga para essa linha de pixels é então ativado e transfere a carga de cada pixel para as saídas de coluna. Um registo de leitura transfere então os valores de saída da coluna em série para um conversor analógico-digital, da mesma forma que um CCD.

O sincronismo sequencial dos selectores de linha permite que toda a imagem seja lida progressivamente a partir da matriz. No entanto, também é possível sincronizar um número limitado de selectores de linha, o que tem o efeito de ler uma pequena faixa horizontal da matriz. Ao separar os valores de pixéis no início e no fim de cada uma destas linhas, é possível obter uma área específica da imagem. A amostragem de um pequeno número de pixels relevantes desta forma aumenta consideravelmente a velocidade de leitura; utilizando esta técnica, alguns fabricantes afirmam velocidades de um milhão de fotogramas por segundo.

Integração de produtos

Outra vantagem das matrizes CMOS em relação aos CCD é o potencial para elevados níveis de integração de produtos. É possível incluir a lógica de temporização, o controlo da exposição, a conversão analógico-digital e os circuitos de compressão de imagem na pastilha com o sensor para obter uma câmara completa de pastilha única[47].

É tecnicamente possível, mas não económico, utilizar o processo CCD para integrar estas funções, pelo que a maioria das câmaras baseadas em CCD é composta por vários chips. Isto pode exigir até 5 tensões de alimentação diferentes, o que resulta num elevado consumo de energia. A utilização de um único chip, combinada com o baixo consumo de energia inerente aos dispositivos CMOS, resulta numa poupança de energia de um fator de 100 em comparação com os CCD.

Outra vantagem da funcionalidade integrada é que os sensores CMOS podem ser testados "na bolacha", o que significa que as rejeições podem ser detectadas antes das dispendiosas etapas de produção de corte e montagem de cada dispositivo individual[44].

No entanto, a produção de sensores CMOS multifuncionais tem os seus inconvenientes. Em primeiro lugar, há o custo de produção das matrizes muito grandes necessárias para alojar os sensores e os componentes associados. Em segundo lugar, cada função da tecnologia do sensor de imagem exige um processo de fabrico diferente[48].

Problemas de desempenho

Já foi referido que o fator de preenchimento dos dispositivos CMOS é geralmente da ordem dos 25% e que são utilizadas microlentes para melhorar a sensibilidade.

Também se revelou muito difícil controlar o processo de fabrico suficientemente bem para obter respostas comparáveis de um milhão de díodos individuais no chip[44].

Um problema conexo é o dos defeitos dos píxeis, em que certos píxeis ou grupos de píxeis são insensíveis à luz; é de notar que este problema também está presente nos CCD.

Os sensores CMOS consomem muito pouca energia. Além disso, não sofrem de problemas de eflorescência. Como os pixels não acumulam carga, ao contrário de um CCD, não podem "transbordar" e afetar os pixels vizinhos. Outra vantagem é a consistência da imagem (ignorando os efeitos dos defeitos, etc.). A transferência da imagem diretamente da matriz, em vez de ter de mover a imagem de pixel para pixel, elimina os problemas de eficiência de transferência de carga (CTE) encontrados nos CCD.

Utilização em medicina dentária

É amplamente utilizada na construção de chips de CPU de computadores e detectores de câmaras de vídeo, sendo a tecnologia menos dispendiosa do que a utilizada no fabrico de CCDs. Vários fabricantes estão atualmente a utilizar esta tecnologia para aplicações de imagiologia intra-oral[(16).]

Sensores de ecrã plano

Os sistemas de radiografia digital de ecrã plano com mecanismos de leitura integrados foram introduzidos no mercado no final da década de 1990.

Os sistemas de painel plano, também conhecidos como detectores de raios X de grande área, incorporam uma camada sensível aos raios X e um sistema de leitura eletrónica baseado em matrizes de TFT.[49] Os detectores que utilizam uma camada cintiladora e um fotodíodo TFT sensível à luz são denominados detectores TFT de conversão indireta. Os que utilizam uma camada fotocondutora sensível aos raios X e um coletor de carga TFT são denominados detectores TFT de conversão direta.[50]

As matrizes TFT são geralmente depositadas num substrato de vidro em várias camadas, com a eletrónica de leitura no nível mais baixo e as matrizes colectoras de carga nos níveis mais elevados.

Dependendo do tipo de detetor fabricado, os eléctrodos de recolha de carga ou os elementos de deteção da luz são depositados na camada superior desta "sanduíche eletrónica"[51].

Os detectores de painel plano são utilizados para imagiologia médica, mas também têm sido utilizados numa série de dispositivos de imagiologia extra-oral. Os detectores podem fornecer áreas matriciais relativamente grandes com dimensões de píxeis inferiores a 100 u m. Isto permite a obtenção direta de imagens digitais de áreas maiores do corpo, incluindo a cabeça. Foram adoptadas duas abordagens para selecionar materiais sensíveis aos raios X para detectores de painel plano.

Os detectores indirectos são sensíveis à luz visível e é utilizado um ecrã intensificador (oxissulfureto de gadolínio ou iodeto de césio) para converter a energia dos raios X em luz. O desempenho destes dispositivos é determinado pela espessura do ecrã de intensificação. Os ecrãs mais espessos são mais eficientes, mas permitem uma maior dispersão dos fotões de luz, o que resulta numa falta de nitidez da imagem.

Os detectores diretos utilizam um material fotocondutor (selénio) cujas propriedades são semelhantes às do silício e cujo número atómico é superior, o que significa que absorve os raios X de forma mais eficaz.

Sob a influência de um campo elétrico aplicado, os electrões libertados quando o selénio é exposto a raios X são conduzidos em linha direta para um elemento detetor de transístor de película fina (TFT) subjacente.

Os detectores diretos que utilizam selénio (Z = 34) oferecem uma melhor resolução mas uma eficiência inferior à dos detectores indirectos que utilizam ecrãs intensificadores de gadolínio (Z = 64) ou de césio (Z = 55). A energia eléctrica gerada é proporcional à exposição aos raios X e é armazenada em cada pixel num condensador.

A energia é libertada e lida aplicando as tensões de linha e coluna adequadas ao transístor de um determinado pixel. Atualmente, os detectores de painel plano são dispendiosos e provavelmente limitados a tarefas de imagiologia especializadas, como a imagiologia por feixe cónico[(16).]

As vantagens desta conceção são o tamanho compacto e o acesso imediato às imagens digitais. O desempenho dos sistemas DR excede largamente o dos sistemas CR, que têm uma eficiência de conversão de 20-35%.

Os sistemas DR sem fios de ecrã plano foram lançados em 2009. Os sistemas DR sem fios são detectores não integrados que podem ser utilizados para obter radiografias de forma semelhante à CR. Com os detectores DR sem fios, é obrigatório utilizar uma LAN sem fios para as comunicações entre a unidade do detetor DR e a consola da estação de trabalho.

Desta forma, cada radiografia efectuada é transferida quase em tempo real da cassete DR para a estação de trabalho. A cassete DR inclui uma bateria incorporada para alimentação, dando ao detetor a autonomia necessária para obter várias radiografias e transferir as radiografias resultantes para o sistema para posterior visualização[((52).]

FÓSFORO FOTOESTIMULÁVEL

As placas PSP absorvem e armazenam a energia dos raios X, libertando-a depois sob a forma de luz (fosforescência) quando estimuladas por outra luz com o comprimento de onda adequado.

O material PSP utilizado para a imagiologia radiográfica é o fluorohalogeneto de bário "dopado com európio". O bário combinado com iodo, cloro ou bromo forma uma rede cristalina. A adição de európio (Eu + 2) cria imperfeições nesta rede. A adição de európio (Eu + 2) cria imperfeições nesta rede.

Quando expostos a uma fonte de radiação suficientemente energética, os electrões de valência do európio podem absorver energia e passar para a banda de condução. Estes electrões migram para as vacâncias de halogéneo (centros F) na rede de fluorohalogenetos, onde podem ficar presos num estado metaestável.

Neste estado, o número de electrões aprisionados é proporcional à exposição aos raios

X e representa uma imagem latente. Quando estimulado por luz vermelha de cerca de 600 nm, o fluorohaleto de bário liberta os electrões presos na banda de condução.

Quando um eletrão regressa ao ião Eu + 3, é libertada energia no espetro verde entre 300 e 500 nm.

As fibras ópticas transportam a luz da placa PSP para um tubo fotomultiplicador. O tubo fotomultiplicador converte a luz em energia eléctrica. Um filtro vermelho no tubo fotomultiplicador remove seletivamente a luz laser estimulante, e a luz verde restante é detectada e convertida numa tensão variável. As variações na tensão fornecida pelo tubo fotomultiplicador correspondem a variações na intensidade da luz estimulada pela imagem latente.

O sinal de tensão é quantificado por um conversor analógico-digital, sendo depois armazenado e apresentado como uma imagem digital. Na prática, o fluoreto de bário é combinado com um polímero e espalhado numa camada fina sobre um material de base para criar um PSP. Para a radiografia intra-oral, é utilizada uma base de poliéster semelhante à película radiográfica.

Quando fabricadas em tamanhos intra-orais padrão, estas placas têm caraterísticas de manuseamento semelhantes às das películas intra-orais. As placas PSP também são fabricadas em tamanhos habitualmente utilizados para a obtenção de imagens panorâmicas e cefalométricas.

Antes da exposição, as chapas PSP têm de ser apagadas para eliminar as "imagens fantasma" de exposições anteriores (trata-se de um tipo de imagem fantasma diferente do associado à radiografia panorâmica). Para o efeito, a placa tem de ser iluminada com uma luz forte. Para tal, basta colocar as placas numa caixa de luz dentária, com o lado fosforescente das placas virado para a luz, durante 1 ou 2 minutos. Alguns sistemas PSP incorporam lâmpadas de apagamento automático de placas.

As placas apagadas são colocadas em recipientes à prova de luz antes da exposição. No caso das placas intra-orais, utilizam-se para o acondicionamento envelopes de polivinil seláveis, impermeáveis aos fluidos orais e à luz. No caso das chapas de grande formato, são utilizadas cassetes convencionais (sem telas de reforço).

Após a exposição, as placas devem ser processadas o mais rapidamente possível, uma vez que os electrões retidos são libertados espontaneamente ao longo do tempo. A taxa de perda de electrões é mais elevada pouco tempo após a exposição.

A taxa varia consoante a composição do fósforo de armazenamento e a temperatura ambiente. Alguns fósforos perdem 23% dos seus electrões retidos após 30 minutos e 30% após uma hora. Como a perda de electrões retidos é relativamente uniforme em toda a superfície da placa, a perda precoce de carga não conduz geralmente a uma deterioração clinicamente significativa da imagem.

No entanto, as imagens subexpostas podem sofrer uma degradação de imagem notável. As imagens corretamente expostas podem ser armazenadas durante 12 a 24 horas e ainda assim manter uma qualidade de imagem aceitável.

Uma fonte mais importante de alteração da imagem latente é a exposição à luz ambiente aquando da preparação da chapa para processamento. Recomenda-se o manuseamento das chapas num ambiente semi-escuro. Quanto mais intensa for a luz de fundo e quanto mais longa for a exposição da chapa a essa luz, maior será a perda de electrões retidos e mais degradada será a imagem resultante.

As luzes de segurança vermelhas que se encontram na maioria das câmaras escuras não são seguras para as placas PSP expostas, que são as mais sensíveis ao espetro de luz vermelha.

<u>Scanners de matrículas fixos</u>

Foram adoptadas várias abordagens para "ler" imagens latentes em placas de PSP. Uma abordagem, utilizada pela Soredex no seu sistema Digora e pela Air Techniques no seu sistema ScanX, utiliza um espelho multifacetado de rotação rápida que reflecte um feixe de luz laser vermelha. À medida que o espelho roda, a luz laser percorre a placa. A placa é avançada e a linha de fósforo adjacente é digitalizada. A direção em que o laser percorre a placa é designada por direção de varrimento rápido. A direção em que a placa é avançada é designada por direção de varrimento lento. As duas empresas também introduziram o apagamento de imagens no scanner. Isto melhora o fluxo de trabalho e reduz os potenciais danos nas chapas causados pelo apagamento manual. Além disso, o mecanismo utilizado para receber chapas no scanner Soredex Optime requer um disco de metal na parte de trás da chapa. Este disco funciona também como um marcador para indicar quando uma chapa foi exposta à parte posterior[16].

6 Visualizar imagens digitais

Os raios catódicos foram descobertos por Johann Hittorf em 1869 nos primitivos tubos de Crookes. Observou que raios desconhecidos eram emitidos pelo cátodo (elétrodo negativo) e que podiam projetar sombras na parede incandescente do tubo, indicando que os raios viajavam em linha reta.

Artur Shuster demonstrou que os raios catódicos podiam ser desviados por campos eléctricos e William Crookes demonstrou que podiam ser desviados por campos magnéticos.

Em 1897, J. J. Thompson conseguiu medir a massa dos raios catódicos, mostrando que estes eram constituídos por partículas de carga negativa mais pequenas do que os átomos, as primeiras "partículas subatómicas", mais tarde designadas por electrões. A primeira versão do tubo de raios catódicos era conhecida como "tubo de Braun", inventado pelo físico alemão Ferdinand Braun em 1897.[53]

Era um díodo de cátodo frio, uma modificação do tubo de Crookes com um ecrã de fósforo.

Em 1907, o cientista russo Boris Rosing utilizou um tubo de raios catódicos para receber um sinal de vídeo experimental e formar uma imagem. Conseguiu apresentar formas geométricas simples no ecrã, marcando a primeira utilização da tecnologia de tubo de raios catódicos para aquilo a que hoje chamamos televisão.

CRT

CRT significa "Cathode Ray Tube" (tubo de raios catódicos) e descreve a tecnologia que se encontra no interior do grande monitor que tem na sua secretária. Os CRT recebem a sua imagem através de um cabo analógico e este sinal é descodificado pelo controlador do ecrã, que gere os componentes internos do monitor.

Os tubos de raios catódicos têm uma forma caraterística de funil. Na parte de trás do monitor existe um canhão de electrões. O canhão de electrões envia electrões através de um vácuo que existe no tubo do monitor. O canhão também pode ser designado por cátodo - razão pela qual os electrões enviados são designados por raios catódicos.

Estes raios correspondem aos canais vermelho, verde e azul do ecrã e da placa de vídeo.

No gargalo do crivo em forma de funil encontra-se um ânodo, que é magnetizado de acordo com as instruções do controlador do crivo. Quando os electrões passam em frente do ânodo, são desviados ou atraídos numa direção ou noutra, dependendo da força magnética do ânodo no momento. Os electrões são assim deslocados para a parte correta do ecrã.

Os electrões passam através de uma malha que define os pixels individuais e a resolução do ecrã. Os electrões que passam através da malha chegam então ao revestimento de fósforo no interior do ecrã de vidro. Quando as partículas atingem o fósforo, acendem-se imediatamente, fazendo com que a luz brilhe através da parte frontal do ecrã, formando a imagem no ecrã. Existem três fósforos de cores diferentes para cada pixel (chamados tríades de fósforo) e, dependendo do fósforo em que o eletrão toca, a cor do pixel acende-se.

Diferenças nos componentes

A qualidade dos monitores difere de um para outro e depende frequentemente da tecnologia e dos componentes utilizados internamente. Alguns monitores CRT utilizam um único canhão de electrões na parte de trás do monitor para produzir os electrões que se transformam nos feixes de electrões vermelhos, verdes e azuis. No entanto, os monitores de melhor qualidade têm um canhão individual para cada eletrão, o que pode melhorar a qualidade da imagem. O metal utilizado para a malha na parte da frente do monitor também afecta a qualidade. Os electrões também produzem iões devido a imperfeições no vácuo, e estes electrões são destrutivos para a qualidade da imagem se atingirem o fósforo. Por conseguinte, as malhas são feitas de um metal relativamente espesso para evitar danificar o fósforo ( ). Contudo, nos monitores de melhor qualidade, é utilizada uma liga metálica mais fina mas mais resistente para a malha. Como é mais fina, permite a passagem de mais luz, aumentando o brilho e o contraste.

Grelha de abertura v Máscara de sombra

Cada tubo de raios catódicos tem uma folha de metal na parte da frente do monitor que define (parcialmente) os pixels do ecrã. A máscara de sombra é uma tecnologia mais antiga. É literalmente uma peça de metal perfurada com milhões de orifícios que permitem que os vários raios catódicos cheguem ao fósforo. Como a máscara de sombra cobre toda a parte de trás do ecrã, protegendo o fósforo de iões parasitas, também limita a intensidade dos raios, o que reduz o brilho do ecrã.

A grelha de abertura é uma tecnologia mais recente que define os espaços através dos quais os electrões passam utilizando uma malha de fios em vez de uma folha perfurada com orifícios. Enquanto uma máscara de sombra é constituída por orifícios circulares, a grelha é constituída por ranhuras verticais. Por ser intrinsecamente mais fina, permite obter ecrãs mais brilhantes. No entanto, a grelha é frágil e suscetível de sofrer choques. Por conseguinte, a grelha é fixada ao monitor através de fios horizontais rígidos - o que explica o par de linhas distintas nos monitores topo de gama com grelha de abertura.

A máscara Invar é uma variante da máscara de sombra. Utiliza um metal mais fino e mais resistente para formar a máscara, o que proporciona uma melhor qualidade de imagem, mantendo-se mais barata de produzir do que a malha de abertura.

A marca Trinitron da Sony e a marca Diamondtron da Mitsubishi são ambas variantes da grelha de abertura.

Resolução de pitch e ponto

Cada pixel do ecrã CRT é definido pela ignição das combinações de fósforos vermelhos, azuis e verdes que o constituem. A intensidade variável do canhão de electrões que actua sobre cada fósforo permite a produção de cores diferentes. Quando o vermelho, o azul e o verde estão todos acesos na intensidade máxima, o resultado é um branco brilhante.

O espaçamento de pontos é medido na maioria dos monitores como a distância, na diagonal, entre dois fósforos da mesma cor. No entanto, alguns fabricantes afirmam que o espaçamento entre pontos nos monitores é a distância horizontal entre os fósforos, o que pode fazer com que pareçam mais precisos no papel do que na realidade são.

Ecrãs de cristais líquidos (LCD)

O termo "cristal líquido" é utilizado para descrever uma substância que se encontra num estado intermédio entre um líquido e um sólido, mas que tem as propriedades de ambos. As moléculas dos cristais líquidos tendem a organizar-se até estarem todas a apontar na mesma direção. Esta disposição das moléculas permite que o meio flua como um líquido. Dependendo da temperatura e da natureza particular de uma substância, os cristais líquidos podem existir numa de várias fases distintas.

Os cristais líquidos de fase semântica, em que as moléculas não estão ordenadas no espaço, são utilizados, por exemplo, na tecnologia LCD.

Uma caraterística importante dos cristais líquidos é o facto de serem afectados por uma corrente eléctrica. Um tipo particular de cristal líquido nemático, chamado nemático torcido (TN), é naturalmente torcido.

A aplicação de uma corrente eléctrica a estes cristais líquidos distorce-os em graus variáveis, dependendo da tensão da corrente.

Os ecrãs LCD utilizam estes cristais líquidos porque reagem de forma previsível à corrente eléctrica para controlar a passagem da luz.

Tem um

1. Espelho na parte de trás, tornando-o refletor.
2. Existe um pedaço de vidro com uma película polarizadora na parte inferior.
3. Plano de eléctrodos de óxido de estanho e índio comum na parte superior, um plano de eléctrodos comum cobre toda a superfície do ecrã LCD.
4. Por cima está a camada de cristais líquidos.
5. Em seguida, vem outro pedaço de vidro com um elétrodo retangular na parte inferior.
6. Por cima, outra película polarizadora perpendicular à primeira.

O elétrodo está ligado a uma fonte de energia, como uma bateria. Na ausência de corrente, a luz que entra pela frente do ecrã de cristais líquidos bate simplesmente no espelho e volta a sair. Mas quando a bateria fornece energia aos eléctrodos, os cristais líquidos entre o elétrodo do plano comum e o elétrodo do retângulo distorcem-se e impedem a passagem da luz através desta área. O ecrã LCD apresenta então o retângulo como uma área preta.

<u>LCds retroiluminados e reflectores</u>

Os materiais de cristais líquidos não emitem a sua própria luz. Os ecrãs LCD pequenos e baratos são frequentemente reflectores, o que significa que, para mostrarem alguma coisa, têm de refletir a luz de fontes de luz externas. Os números num relógio de cristais líquidos aparecem quando os pequenos eléctrodos carregam os cristais líquidos e os fazem distorcer, de modo a que a luz não passe através da película polarizada.

Os ecrãs LCD retroiluminados são iluminados por tubos fluorescentes integrados acima, ao lado e, por vezes, atrás do ecrã LCD. Um painel de difusão branco por trás do ecrã LCD redirecciona e difunde a luz uniformemente para garantir uma visualização uniforme. Mais de metade desta luz perde-se ao passar pelas camadas de cristais líquidos, filtros e camadas de eléctrodos, como é o caso dos ecrãs LCD utilizados nos computadores pessoais.

No modo refletor, a luz disponível é utilizada para iluminar o ecrã. Isto é conseguido através da combinação de um refletor com o polarizador traseiro. Este modo funciona melhor ao ar livre ou num ambiente de escritório bem iluminado.

Os ecrãs LCD transmissivos têm um polarizador traseiro transparente e não reflectem a luz ambiente. Requerem retroiluminação para serem visíveis. Funcionam melhor em condições de pouca luz, com a luz de fundo permanentemente ligada.

Os ecrãs LCD transflectivos são uma mistura de tipos reflectivos e transmissivos, com o polarizador traseiro com refletividade parcial. São combinados com uma retroiluminação para utilização em todos os tipos de condições de iluminação. A retroiluminação pode ser desligada quando há luz suficiente, poupando energia. Em ambientes mais escuros, a retroiluminação pode proporcionar um ecrã brilhante.

Os ecrãs LCD transflectivos não se desvanecem quando utilizados sob luz solar direta. Outra caraterística do modo de visualização é a presença de uma imagem positiva ou negativa no ecrã LCD. A imagem padrão é positiva, o que significa um fundo claro com um carácter ou ponto escuro. Funciona melhor em modo refletivo ou transflectivo. Uma imagem negativa está geralmente associada a um modo transmissivo.

Isto proporciona um fundo escuro com um carácter claro. Deve ser utilizada uma luz de fundo potente para garantir uma boa iluminação. Na maioria das aplicações gráficas, o modo transmissivo negativo é invertido. Esta combinação produz um fundo claro com caracteres escuros, proporcionando ao utilizador uma melhor legibilidade.

A tensão de limiar e a nitidez da resposta são parâmetros importantes para caraterizar a qualidade dos ecrãs LCD. A tensão de limiar, Vth, é a tensão necessária através do pixel para produzir qualquer resposta.

A "nitidez" da resposta pode ser calculada determinando a diferença de tensão necessária para passar de 10% de luminosidade para 90% de luminosidade (geralmente designada por V90-V10).

Outra caraterística dos ecrãs que deve ser tida em conta é o tempo de comutação dos pixels. Estes são normalmente designados por T on e T off e correspondem ao tempo que decorre entre a aplicação e a remoção da tensão e uma resposta de 90% em termos de luminosidade ou escuridão. Em geral, o T off é ligeiramente superior, porque depois de a tensão ser retirada, os cristais líquidos relaxam e voltam ao estado desligado.

Não é aplicada qualquer força, ao contrário do que acontece quando é ligado. Os tempos de comutação podem ser modificados através do controlo da viscosidade de orientação no cristal, que é a quantidade de resistência quando este é forçado a mudar de direção.

O contraste de um ecrã de cristais líquidos é também uma questão importante. Uma forma de o medir é encontrar a diferença de brilho entre um pixel ligado e um pixel desligado, dividida pelo maior dos dois valores. Um valor mais útil é o rácio de contraste, que é simplesmente o maior brilho dividido pelo menor.

Os criadores de ecrãs LCD pretendem que este rácio seja o mais elevado possível, de modo a obter pretos mais negros e brancos mais brancos. Os ecrãs LCD convencionais têm rácios de contraste entre 10 e 40. Infelizmente, o contraste depende do ângulo em que o ecrã é visto, uma vez que os efeitos dos cristais líquidos estão calibrados para funcionar melhor quando a luz atravessa o ecrã em ângulos rectos.

Quando se olha para o ecrã num ângulo, não se consegue ver a luz que sai dos cristais líquidos perpendicularmente, pelo que é comum ver uma queda no contraste. Em alguns casos, é mesmo possível ver uma imagem negativa do ecrã.

Tipos de ecrãs LCD - Matriz passiva

Estes ecrãs LCD utilizam uma grelha simples para fornecer a carga a determinados pixels do ecrã. Os ecrãs de cristais líquidos de matriz passiva começam com duas camadas de vidro chamadas substratos. Um dos substratos recebe as linhas e o outro as colunas, feitas de um material condutor transparente.

Os cristais líquidos são ensanduichados entre os dois substratos de vidro e a película polarizadora é adicionada ao exterior de cada ecrã. Para iluminar um pixel, o circuito integrado envia uma carga para a coluna da direita num dos substratos e uma massa activada para a linha da direita no outro[33].

A linha e a coluna cruzam-se num píxel designado, que fornece a tensão necessária para desenrolar os cristais líquidos nesse píxel. À medida que a corrente necessária para iluminar um pixel aumenta (para ecrãs de elevado brilho) e o ecrã aumenta de tamanho, este processo torna-se mais difícil, uma vez que é necessário que circulem correntes mais elevadas nas linhas de controlo. Além disso, a corrente de acionamento tem de estar presente sempre que o pixel tem de ser ligado. Consequentemente, os ecrãs de matriz passiva tendem a ser utilizados principalmente em aplicações em que são necessários ecrãs simples e de baixo custo.

O endereçamento direto é uma técnica utilizada principalmente em ecrãs de matriz passiva, em que existe uma ligação direta a cada elemento do ecrã, permitindo o controlo direto dos pixels. Mas o endereçamento direto não é adequado em alguns casos, porque em ecrãs de grandes dimensões pode haver milhares ou mesmo milhões de pixéis que requerem ligações separadas.

O método utilizado na grande maioria dos ecrãs de grandes dimensões modernos é a multiplexagem. Neste método, todos os pixéis de cada linha estão ligados entre si na placa de um lado da película LCD e todos os pixéis de cada coluna estão ligados no lado oposto. As filas são então "endereçadas" em série, definindo todas as tensões das colunas separadamente para cada fila, e depois ligando as tensões das filas em sequência.

A utilização da multiplexagem permite reduzir consideravelmente o número de ligações físicas, mas coloca também uma série de desafios diferentes. Se existirem N linhas, quando as percorremos, os pixéis de uma linha só receberão a tensão necessária 1/N vezes. Quando outras linhas são processadas, estes pixels receberão tensões mais baixas apenas dos eléctrodos da sua coluna.

Como resultado, os pixéis nunca recebem realmente uma tensão de ligar/desligar. Estão sempre no meio e, dependendo da sua proximidade, o contraste do ecrã pode ser muito baixo[24].

Diagrama simplificado da multiplexagem por divisão de tempo com matriz passiva. Os pixels são endereçados por tensões AC geridas (apenas são mostrados os envelopes) com uma estrutura temporal complexa. Um impulso curto é aplicado periodicamente às linhas como um sinal estroboscópico, enquanto as colunas transportam os sinais de informação. Um pixel só é selecionado na presença de uma diferença de potencial (e, portanto, de um campo elétrico), ou seja, a linha e a coluna não estão num nível baixo ou alto ao mesmo tempo. Mais precisamente, o pixel é selecionado se a tensão RMS for superior ao limiar de reorientação.

Num modulador passivo de varrimento duplo, o número de pixels pode ser duplicado sem perda de contraste ótico, cortando as faixas na fila no centro do ecrã e fornecendo dois sinais estroboscópicos a cada metade. Nos ecrãs nemáticos torcidos, as moléculas de cristais líquidos são paralelas às placas de vidro e o vidro é especialmente tratado de modo a que o cristal seja forçado a apontar numa determinada direção perto de uma das placas e perpendicular a essa direção perto da outra placa. Isto força o diretor a torcer 90° da parte de trás para a frente do ecrã, formando uma estrutura helicoidal semelhante aos cristais líquidos nemáticos quirais. De facto, é adicionado um pouco de cristal nemático quiral para garantir que todas as torções vão na mesma direção.

A película fina de cristais líquidos nemáticos torcidos é circularmente birrefringente. Quando a luz linearmente polarizada passa através dela, a atividade ótica do material faz rodar a polarização da luz num determinado ângulo. A espessura da película, normalmente da ordem dos 6 ou 8 micrómetros, pode ser controlada para produzir uma rotação de polarização de exatamente 90° para a luz visível. Por conseguinte, quando a película é colocada entre polarizadores cruzados, esta disposição permite a passagem da luz.

No entanto, quando é aplicado um campo elétrico ao longo da película, o diretor vai querer alinhar-se com o campo. O cristal perde a sua estrutura torcida e, consequentemente, a sua birrefringência circular.

Como resultado, a luz linearmente polarizada que entra no cristal não sofre qualquer rotação da sua polarização (de facto, sofre apenas uma rotação muito ligeira), pelo que a luz não pode penetrar através do outro polarizador.

Quando o campo é desligado, o cristal volta à sua estrutura torcida e a luz pode passar novamente. Em alguns ecrãs, os polarizadores são paralelos entre si, permitindo a inversão dos estados ligado e desligado. Se a luz passar por ambas as placas polarizadas, o resultado é uma imagem brilhante com um fundo escuro. Por outro lado, se a luz não passar através das placas polarizadas cruzadas, a imagem é escura com um fundo claro. Utilizando filtros de cor vermelha, verde e azul em grupos de três pixéis, é possível criar ecrãs a cores.

Os ecrãs nemáticos torcidos são simples na sua arquitetura, baratos e fáceis de fabricar. A utilização de polarizadores reduz o brilho potencial, uma vez que permitem a passagem de menos de metade da luz incidente no ecrã. O ângulo de visão efetivo do ecrã pode ser muito pequeno, porque a atividade ótica e os polarizadores são regulados para atuar apenas sobre a luz que se propaga perpendicularmente ao ecrã. A curva de resposta da tensão à luminosidade não é frequentemente muito nítida, o que reduz o contraste. O ecrã é também afetado por diafonia, em que a tensão destinada a um determinado pixel pode passar através de "caminhos furtivos" para os pixels vizinhos, causando um efeito de imagem fantasma.

Por último, a velocidade de comutação dos cristais líquidos não é muitas vezes tão elevada como gostaríamos - é geralmente de cerca de 150 milissegundos.

São necessárias velocidades de comutação mais baixas para a multiplexagem, uma vez que queremos que o cristal responda às tensões durante todo o ciclo de varrimento para reduzir a cintilação. No entanto, estas baixas velocidades tornam os ecrãs de matriz passiva inutilizáveis para muitas aplicações (como o vídeo em ecrã inteiro, os ecrãs de matriz passiva são adequados para requisitos de potência muito baixos e apenas dados alfanuméricos, como relógios e calculadoras).

Uma consequência importante da multiplexagem passiva por divisão do tempo é que o rácio de seleção UON/UOFF se aproxima da unidade para um grande número de pixéis, tal como exigido pelos ecrãs de computador VGA ou superiores.

Consequentemente, são necessários moduladores de cristais líquidos com caraterísticas electro-ópticas bastante acentuadas para obter um contraste ótico suficiente com rácios de seleção baixos. Por este motivo, foram desenvolvidos moduladores TN com ângulos de torção superiores a 90°, conhecidos como moduladores Super-Twisted-Nematic ou STN.

A diferença entre as tensões ON e OFF em ecrãs com muitas linhas e colunas pode ser muito pequena. Este facto torna o dispositivo TN impraticável para grandes ecrãs de informação com esquemas de endereçamento convencionais. Este problema foi resolvido em meados dos anos 80 com a invenção do ecrã STN. Neste dispositivo, o diretor roda num ângulo de 270°, em comparação com os 90° da célula TN. O efeito do ângulo de torção na curva de resposta electro-ótica é ilustrado no quadro seguinte.

Embora seja desejável uma transição electro-ótica nítida, as imagens em escala de cinzentos requerem pontos intermédios ao longo da curva.

Por este motivo, muitos ecrãs STN comerciais utilizam um ângulo de torção de 210°. Este ângulo alarga suficientemente a região de transição para a escala de cinzentos, permitindo simultaneamente o endereçamento convencional.

Os ecras STN utilizam filtros de cor para produzir ecrãs STN a cores.

A tecnologia STN permite produzir ecrãs com uma melhor relação de contraste. Os ecrãs STN podem atingir uma resolução superior de cerca de 500 linhas. Os ecrãs STN oferecem também ângulos de visão mais amplos, cores de alta qualidade e um maior número de níveis de cinzento do que os ecrãs TN.

O seu tempo de resposta (o tempo necessário para passar de ligado a desligado ou de desligado a ligado) é mais lento do que o dos ecrãs TNLC, cerca de 200 milissegundos contra 60 milissegundos. Além disso, os ecrãs STN não são tão brilhantes e o seu fabrico é mais dispendioso. Outra desvantagem dos primeiros LCD STN era o facto de terem tendência para produzir imagens azuis e amarelas, em vez de pretas e brancas, devido a uma pequena diferença entre as tensões de ligar e desligar.

Isto torna os ecrãs STN ideais para as principais aplicações gráficas, incluindo eletrónica de consumo, como dispositivos portáteis, ecrãs de TV, monitores de computador e câmaras digitais.

Um ecrã STN a cores tem a capacidade de apresentar caracteres a cores utilizando a tecnologia LCD de matriz passiva normal. Tal como os LCD monocromáticos, os ecrãs a cores são constituídos por painéis de vidro dianteiro e traseiro, polarizadores, painéis de vidro, películas retardadoras e óxido de índio e estanho (ITO).

As principais diferenças entre a célula passiva a cores e a célula monocromática são que o segmento ITO está agora separado em três cores, RGB, e que a camada transflectiva é deslocada para o interior dos painéis de vidro.

Para além destas ligeiras modificações, é integrado um filtro de cor na célula para a tornar uma solução de visualização a cores. O filtro de cor é composto por pigmentos vermelhos, verdes e azuis e está alinhado com um sub-pixel específico na célula.

Três destes subpixéis - um para o vermelho, um para o verde e um para o azul - combinam-se para formar um pixel de cor num ecrã. Em cada sub-pixel, o filtro de cor transmite apenas a luz polarizada da cor do sub-pixel.

Ao utilizar um ecrã LCD para cada cor, é possível apresentar um grande número de cores únicas.

Por exemplo, um ecrã CSTN de 320 x 240 pixels contém, na realidade, 960 x 240 pixels coloridos individuais. Estes ecrãs são mais económicos do que os ecrãs a cores com transístores de película fina (TFT). Consomem pouca energia, oferecem uma resolução de visualização a cores e são legíveis à luz do dia, o que lhes permite fornecer mais informações do que os ecrãs monocromáticos.

A conceção é normalmente adaptada aos requisitos de uma aplicação específica, pelo que os LCD CSTN não estão disponíveis como produto de série. Aplicam-se taxas NRE elevadas para grandes volumes.

Estes ecrãs são ideais para aplicações gráficas, incluindo eletrónica de consumo, como dispositivos portáteis, ecrãs de TV, monitores de computador e câmaras digitais. Verificou-se que a colocação de uma segunda camada de LC STN sobre a primeira, com as cadeias STN torcidas na direção oposta, produzia uma verdadeira imagem a preto e branco. A adição de filtros coloridos produz um ecrã a cores. A este tipo de ecrã com a dupla camada de LC STN foi dado o nome de "LCD duplo supertorcido nemático" ou LCD DSTN. Os ecrãs DSTN são, de facto, duas células de vidro separadas preenchidas com STN ligadas entre si.

O primeiro é um ecrã LCD; o segundo é uma célula de vidro sem eléctrodos ou polarizadores, preenchida com um material LC utilizado como compensador, que aumenta o contraste e dá o aspeto de preto sobre branco.

Este ecrã LCD DSTN tem uma melhor relação de contraste do que o STN e oferece compensação automática do contraste em função da temperatura. O tempo de resposta é significativamente melhorado. O LCD DSTN reduz a tendência de um ecrã para ficar ligeiramente vermelho, verde ou azul e oferece ângulos de visualização suficientemente amplos para as direcções das 6 e das 12 horas. As temperaturas de funcionamento variam entre -30°C e 80°C. As temperaturas de armazenamento variam entre -40°C e 90°C. Apesar do seu desempenho, estes ecrãs têm um inconveniente: são muito mais espessos, pesados e caros de fabricar.

Como o seu nome sugere, o FSTN (Film Compensated Super Twisted Nematic) utiliza uma película ótica adicional para compensar o efeito de cor encontrado nos ecrãs nemáticos super torcidos.

Com um fundo neutro e uma cor de segmento "ON" (ligado) praticamente preta/cinzenta escura, o ecrã proporciona uma experiência de visualização confortável "ao toque do papel".

Com as suas caraterísticas de ecrã a preto e branco, qualidade excecional, visibilidade melhorada em condições de luz e escuridão e uma vasta gama de temperaturas de funcionamento, o FSTN é uma excelente escolha para dispositivos portáteis de elevado valor, equipamento de navegação como GPS, telemóveis ou PDA monocromáticos.

LCD de matriz ativa ou TFT (Thin Film Transistor)

Os ecrãs de matriz ativa pertencem a um tipo de ecrã plano em que o ecrã é atualizado com maior frequência do que nos ecrãs de matriz passiva convencionais e que utiliza transístores individuais para controlar as cargas em cada célula da camada de cristais líquidos.

O tipo mais comum de ecrã de matriz ativa baseia-se na tecnologia TFT.

Os dois termos, matriz ativa e TFT, são muitas vezes utilizados indistintamente. Enquanto um ecrã de matriz passiva utiliza uma simples porta condutora para transportar corrente para os cristais líquidos na área-alvo, um ecrã de matriz ativa utiliza uma porta de transístores capaz de reter uma carga durante um período limitado, tal como um condensador.

Graças à ação de comutação dos transístores, apenas o pixel desejado recebe uma carga, o que melhora a qualidade da imagem em comparação com uma matriz passiva ( ). Graças à capacidade do transístor de película fina de reter uma carga, o pixel permanece ativo até à próxima atualização.

Existem três tecnologias principais de comutação de TFT: silício amorfo (a-Si), silício policristalino (p-Si) e silício monocristalino (x-Si). A matriz de transístores de silício de um ecrã TFT é geralmente feita de silício amorfo (a-Si). Os ecrãs LCD TFT de silício amorfo tornaram-se a norma para os ecrãs AMLCD produzidos em massa. Oferecem uma boa reprodução das cores e da escala de cinzentos e uma resposta rápida. Dado que o silício amorfo tem uma mobilidade inerente baixa (área/voltagem segundos), é geralmente necessário adicionar um condensador a cada pixel.

O processo de produção de ecrãs TFT a-Si requer apenas quatro etapas básicas de litografia e produz ecrãs de boa qualidade até 14 polegadas. Nos ecrãs TFT a cores, existe um transístor para cada cor (RGB) em cada pixel. Estes transístores accionam os pixéis, eliminando de uma só vez os problemas de fantasmas e de baixa velocidade de resposta que afectam os ecrãs LCD não TFT.

Isto resulta em tempos de resposta do ecrã de cerca de 25 ms, relações de contraste entre 200:1 e 400:1 e valores de luminosidade entre 200 e 250 cd/m^2 (candela por metro quadrado).

Os ecrãs TFT podem ser muito mais finos do que os ecrãs LCD, o que os torna mais leves, e as taxas de atualização aproximam-se agora das dos ecrãs CRT, uma vez que a corrente flui cerca de dez vezes mais depressa do que num ecrã DSTN. Os ecrãs VGA requerem 921.000 transístores (640 x 480 x 3), enquanto a resolução de 1024 x 768 requer 2.359.296 transístores, cada um dos quais tem de ser perfeito.

Toda a matriz de transístores tem de ser produzida numa única bolacha de silício dispendiosa, e a presença de mais do que algumas impurezas significa que toda a bolacha tem de ser eliminada. Isto conduz a um elevado nível de desperdício e é a principal razão para o elevado preço dos ecrãs TFT. É também a razão pela qual todos os ecrãs TFT têm alguns pixels defeituosos onde os transístores falharam.

<u>Dois fenómenos definem um pixel de LCD defeituoso</u>

O primeiro é um píxel "aceso", que assume a forma de um ou mais elementos vermelhos, azuis e/ou verdes colocados aleatoriamente num fundo totalmente preto, ou um píxel "ausente" ou "morto", que assume a forma de um ponto preto num fundo totalmente branco. O primeiro caso é o mais comum e resulta de um curto-circuito ocasional num transístor, dando origem a um píxel permanentemente "aceso" (vermelho, verde ou azul).

Infelizmente, não é possível reparar o próprio transístor após a montagem. É possível desativar um transístor defeituoso com um laser. No entanto, isto apenas cria pontos pretos que aparecem num fundo branco. Os pixels permanentemente activados são bastante comuns no fabrico de LCD e os fabricantes de LCD estabelecem limites - com base no feedback dos utilizadores e nos dados relativos aos custos de fabrico - para o número de pixels defeituosos aceitável para um determinado LCD.

O objetivo destes limites é manter um preço razoável para o produto, minimizando o grau de distração do utilizador causado por pixéis defeituosos.

Tomemos o exemplo de um painel com uma resolução nativa de 1024 x 768, contendo um total de 2.359.296 (1024 x 768 x 3) pixéis. Se existirem apenas 20 píxeis com defeito, a taxa de píxeis com defeito é medida da seguinte forma: (20/2.359.296) x 100 = 0,0008%.

São mais finos e mais leves do que os LCD de matriz passiva, com tempos de resposta mais rápidos do que os ecrãs STN e DSTN, resoluções mais elevadas, taxas de contraste mais elevadas com ângulos de visão mais amplos, cores de alta qualidade e baixo consumo de energia. Mas também são caros, têm taxas de eficiência mais baixas e uma maior probabilidade de pixéis defeituosos.

As aplicações incluem ecrãs de alta resolução, computadores portáteis, televisão de alta definição, equipamento de cuidados de saúde, bem como aplicações militares e industriais que exigem elevada fiabilidade e qualidade.

Tendências futuras

Ecrãs OLED (organic light-emitting diode) A tecnologia de díodos orgânicos emissores de luz (OLED) utiliza substâncias que emitem luz vermelha, verde, azul ou branca. Sem qualquer outra fonte de iluminação, os materiais OLED produzem vídeos e imagens nítidos e brilhantes que são fáceis de ver a partir de praticamente qualquer ângulo.

Os ecrãs OLED empilham várias camadas finas de materiais. Os ecrãs são constituídos por camadas dieléctricas de fósforo eletroluminescente ensanduichadas entre duas superfícies condutoras. Durante o fabrico, várias camadas orgânicas são laminadas em tiras de eléctrodos inorgânicos opticamente transparentes.

As camadas orgânicas incluem uma camada de transporte de electrões (ETL) e uma camada de transporte de buracos (HTL). As camadas funcionam com base na atração entre partículas carregadas positiva e negativamente.

Quando é aplicada uma tensão, uma camada fica carregada negativamente em relação a outra camada transparente. Quando a energia passa da camada carregada negativamente (cátodo ou ETL) para a outra camada (ânodo ou HTL), estimula o material orgânico entre elas, que emite luz visível através da camada de vidro mais externa.

Através da dopagem ou do reforço de materiais orgânicos, é possível controlar o brilho e a cor da luz. Os fabricantes podem escolher a estrutura dos materiais orgânicos - moléculas "pequenas" (simples) ou cadeias complexas de moléculas (polímeros) - para melhor se adaptarem às necessidades do utilizador.

instalações de produção.

Os ecrãs de matriz ativa e de matriz passiva são dois tipos básicos de montagem de ecrãs OLED. Cada tipo presta-se a diferentes aplicações.

Os ecrãs OLED de matriz ativa empilham camadas catódicas, orgânicas e anódicas em cima de outra camada - ou substrato - que contém circuitos.

Os pixels são definidos pela deposição de matéria orgânica sob a forma de "pontos" contínuos e discretos.

Cada pixel é ativado diretamente: um circuito correspondente fornece uma tensão aos materiais do cátodo e do ânodo, estimulando a camada orgânica intermédia.

Os píxeis AM OLED ligam-se e desligam-se mais de três vezes mais depressa do que a velocidade de uma película cinematográfica convencional, o que torna estes ecrãs ideais para vídeos suaves e cheios de ação. O substrato - tecnologia de polissilício de baixa temperatura (LTPS) - transmite a corrente eléctrica de forma extremamente eficiente, e os seus circuitos integrados também reduzem o peso e o custo dos ecrãs AM OLED.

Os ecrãs OLED de matriz passiva empilham camadas num padrão linear, semelhante a uma grelha, com "colunas" de materiais orgânicos e catódicos sobrepostos a "linhas" de materiais anódicos.

Cada intersecção ou píxel contém as três substâncias. Circuitos externos controlam a corrente eléctrica que flui através das "filas" de ânodos e "colunas" de cátodos, estimulando a camada orgânica de cada pixel. Quando os pixels se ligam e desligam em sequência, formam-se imagens no ecrã. A função e a configuração do ecrã OLED PM são ideais para a apresentação de texto e ícones em painéis de instrumentos e equipamento áudio. Com uma conceção comparável à dos semicondutores, os ecrãs OLED PM são fáceis e económicos de fabricar utilizando as técnicas de produção actuais.

Os ecrãs OLED de matriz passiva empilham camadas num padrão linear, semelhante a uma grelha, com "colunas" de materiais orgânicos e catódicos sobrepostos a "linhas" de materiais anódicos. Cada intersecção ou pixel contém os três materiais.

Um circuito externo controla a corrente eléctrica que flui através das "filas" de ânodos e das "colunas" de cátodos, estimulando a camada orgânica de cada pixel.

À medida que os pixéis se ligam e desligam em sequência, formam-se imagens no ecrã. A função e a configuração do ecrã OLED PM são adequadas para a apresentação de texto e ícones em painéis de instrumentos e equipamento áudio.

Com uma conceção comparável à dos semicondutores, os ecrãs OLED PM são fáceis e rentáveis de fabricar utilizando as técnicas de produção actuais.

Os ecrãs OLED finos não têm o volume e o peso extra da retroiluminação, o que os torna ideais para dispositivos compactos. Mais fáceis de ver em condições de luz ambiente variáveis, os ecrãs OLED melhoram a ergonomia das câmaras. Imagens claras e brilhantes e uma taxa de atualização de píxeis mais rápida - bem acima dos 60 fotogramas por segundo padrão - significam menos compromissos na conceção e utilização da câmara. Os ecrãs OLED são mais fáceis de ver do que os ecrãs LCD de tamanho comparável, o que os torna mais úteis.

Já não é necessário posicionar-se a si próprio ou ao seu dispositivo para obter uma boa visualização. Os painéis OLED aceitam os mesmos sinais de entrada que os ecrãs LCD, pelo que é possível acrescentar valor aos designs de produtos existentes e criar novos. Os painéis também são eficientes em termos energéticos. Em aplicações típicas de imagem e vídeo, os ecrãs OLED utilizam normalmente apenas 25% do seu consumo máximo de energia possível.

Mas também existem desvantagens. Os produtos químicos do fósforo OLED tendem a ser danificados pela oxidação eléctrica reduzida e pelo stress térmico dos actuais mecanismos de acionamento.

Existe uma importante relação de compromisso entre a vida útil e a temperatura de funcionamento. Quanto mais elevada for a temperatura de funcionamento, mais rapidamente o OLED envelhece e a sua luminosidade diminui em conformidade.

Graças ao encapsulamento sólido, vários fabricantes estão a atingir o objetivo de uma vida útil de 100.000 horas a uma temperatura entre -20°C e 85°C.

Aplicações para ecrãs OLED O design fundamentalmente diferente dos ecrãs OLED é ideal para muitas aplicações e dispositivos electrónicos. As camadas emissoras de luz de apenas alguns microns substituem a maior parte dos cristais líquidos e da subsecção de vidro nos ecrãs de cristais líquidos.

As restrições de potência, tamanho e peso são reduzidas ao mínimo. O formato mais fino e leve dos ecrãs OLED e a sua capacidade de serem instalados de forma eficiente em termos energéticos significa que os fabricantes de produtos electrónicos de consumo podem otimizar outras caraterísticas e funções dos seus produtos. A empresa de análise Display Search prevê que, num futuro próximo, os ecrãs OLED dominem os telemóveis, os ecrãs secundários para telemóveis, os PDA, as câmaras digitais e as câmaras de vídeo. Nas aplicações automóveis, os ecrãs OLED funcionam porque os condutores podem concentrar-se na estrada, com o ângulo de visão de 170° dos ecrãs OLED a proporcionar uma visibilidade imediata. Atualmente, os ecrãs OLED são utilizados em sistemas de áudio, sistemas de informação e entretenimento e sistemas de informação ao condutor.

Os ecrãs também são úteis para a eletrónica de consumo, uma vez que os consumidores vêem imagens brilhantes e vivas de quase todos os ângulos e partilham-nas com ecrãs OLED em câmaras digitais e câmaras de vídeo. Com cada pixel a funcionar de forma independente, os ecrãs OLED activos apresentam vídeo a uma velocidade superior à que o olho consegue perceber, o que permite efeitos de animação extremamente suaves.

7 Xeroradiografia

A xeroradiografia é um método de imagiologia que utiliza o processo de cópia xeroradiográfica para registar imagens produzidas por raios X de diagnóstico. Difere da técnica de película de halogeneto na medida em que não envolve tratamento químico húmido ou a utilização de um sistema de obscurecimento.

..... 55 room.

Desenvolvimento da radiografia

O método de imagem foi descoberto por um físico americano, Chester Carlson, em 1937.56

A xeroradiografia pode ser uma novidade na medicina dentária, mas na medicina há muito que é utilizada para diagnosticar doenças da mama, imagiologia da laringe e do trato respiratório para corpos estranhos, a articulação temporomandibular, o crânio e os tecidos moles para-ósseos[(57,58)].

Pogorzelska-Stronczak foi a primeira a utilizar a xerografia para produzir próteses dentárias. 59
imagens.

Um protótipo de sistema de imagiologia xeroradiográfica, especificamente para uso intra-oral, foi aclamado como superior à técnica intra-oral baseada em halogenetos[(60)].

Fases funcionais

A xeroradiografia é um processo eletrostático que utiliza um material fotocondutor amorfo de selénio, depositado no vácuo sobre um substrato de alumínio, para formar uma placa. A placa, encerrada numa cassete à prova de luz, pode ser comparada às películas utilizadas na técnica baseada em halogenetos[((56))]. As principais etapas funcionais do processo consistem em sensibilizar a placa fotocondutora na estação de carga, depositando uma carga positiva uniforme na sua superfície através de um dispositivo emissor de anéis denominado scorotron[61].

A carga eletrostática uniforme colocada sobre uma camada de selénio está em contacto elétrico com um substrato condutor ligado à terra. Na ausência de radiação electromagnética, o fotocondutor permanece não condutor e mantém a sua carga eletrostática uniforme quando a radiação passa através de um objeto que varia a intensidade da radiação[(62)].

O fotocondutor conduz então a sua carga eletrostática para a base ligada à terra, proporcionalmente à intensidade da exposição. Após o carregamento, a cassete é inserida num saco de polietileno fino para proteger a cassete e a placa da saliva.

A imagem latente gerada é revelada por um processo de revelação electroforética que utiliza um toner líquido. Este processo envolve a migração e subsequente deposição de partículas de toner suspensas num líquido sobre um recetor de imagem sob a influência de forças de campo electrostáticas[(61)].

Ao aplicar um pó com carga negativa (toner) que é atraído pela carga positiva residual do fotocondutor, a imagem latente torna-se visível e pode ser transferida para uma folha de plástico transparente ou para papel. O toner é então fixado numa folha recetora na qual é feito um registo permanente. O toner é depois retirado da chapa para ser reutilizado[(62)].

<u>A chapa de raios X</u>

Esta placa é constituída por uma folha de alumínio de 9% por 14 polegadas, uma camada fina de fotocondutor de selénio vítreo ou amorfo, uma camada de interface e uma cobertura sobre a camada fina de selénio[(55,62)].

<u>O substrato de alumínio</u>

O substrato do fotocondutor de selénio deve ter uma superfície limpa e lisa. Os defeitos de superfície afectam a sensibilidade da chapa xerográfica ao provocarem alterações na carga eletrostática do fotocondutor.

A camada de interface

Trata-se de uma fina camada de óxido de alumínio entre o fotocondutor de selénio e o substrato de alumínio. O óxido é produzido por tratamento térmico do substrato de alumínio. Como não é condutora, a camada de interface impede a troca de cargas entre o substrato e a superfície do fotocondutor[55].

Revestimento de selénio

A espessura desta camada varia entre 150 pm para as placas de toner em pó e 320 pm para as placas de toner líquido. O revestimento de selénio amorfo ou vítreo, que tem um ponto de fusão de 216°C, é formado pela deposição de uma forma de vapor de selénio liquefeito em alto vácuo. Devido à sua facilidade de utilização, fabrico e durabilidade, à sua propriedade inerente de ser eletricamente condutor quando exposto a raios X e à sua capacidade de isolar bem quando protegido de todas as fontes de luz, o selénio é um material de eleição para a radiografia.

A forma amorfa é utilizada na xerografia porque a condutividade eléctrica do selénio cristalino é muito elevada, tornando-o inadequado para a xerografia.

No entanto, o selénio amorfo sofre um decaimento escuro de cerca de 5% por minuto. Um novo sistema de radiografia que utiliza placas com uma camada de selénio mais espessa (320pm) permite uma absorção de raios X de cerca de 50%[55].

Revestimento protetor de selénio

O revestimento protetor é uma camada de 0,1 pm de acetato de celulose. Esta camada está intimamente ligada ao fotocondutor de selénio. Ajuda a evitar a degradação da imagem lateral eletrostática ao impedir a condução lateral de cargas electrostáticas.

Tem igualmente um impacto positivo no prazo de validade da chapa xerográfica[55].

Vantagens da radiografia de raios X

Eliminar a exposição acidental do filme :

A exposição acidental de uma película é impossível. De facto, é necessária uma intensidade luminosa elevada para a fotocondução e, mesmo em caso de exposição, a zona carregada é intrinsecamente apagada. Por conseguinte, a necessidade de armazenamento para proteger a película durante o processamento é mínima[63].

Alta resolução

A xeroradiografia apresenta excelentes caraterísticas das forças que envolvem as cargas electrostáticas que formam a imagem latente. A intensidade dos campos é mais fraca no centro das zonas carregadas do que nas extremidades, pelo que são recolhidas mais partículas de pó na periferia do que nas zonas centrais carregadas, o que melhora consideravelmente o contraste local e, por conseguinte, a resolução e a qualidade da imagem. Este facto melhora consideravelmente o contraste local, o que, por sua vez, melhora a resolução e a qualidade da imagem[((64,65)).]

Avaliação simultânea de vários tecidos

A xeroradiografia permite a avaliação de diferentes tecidos na mesma película, uma vez que a técnica regista tecidos de diferentes espessuras e densidades numa única xeroradiografia[(10).]

Facilidade de exame A radiografia de raios X permite a utilização de luz reflectida ou transmitida. A imagem pode ser montada numa folha de plástico transparente ou num papel opaco[(66).]

Grande latitude de factores de exposição

Uma pequena alteração na qualidade da imagem em xeroradiografia exigirá grandes variações na quilovoltagem. No final, os riscos de exposição incorrecta e de repetição são muito baixos[64].

Maior facilidade e distribuição da produção

Não são necessárias competências especiais para a fotocopiadora de secretária, e o processo xeroradiográfico ainda menos. Além disso, não há necessidade de uma câmara escura e todo o processo xeroradiográfico pode ser concluído em 60 segundos. Este processo permite também efetuar várias cópias em simultâneo[(65)].

Benefícios económicos

Em comparação com a radiografia de halogenetos, o custo é oito vezes inferior. Este facto pode ser explicado pelas caraterísticas especiais do processo de radiografia, incluindo a velocidade reduzida do equipamento, a utilização eficiente do pessoal auxiliar, o custo reduzido dos materiais e a ausência de uma câmara escura[67].

. A xeroradiografia é o método mais económico em comparação com o tratamento automático ou manual[((68,69))].

Reduzir a exposição aos riscos de radiação

Como não há necessidade de múltiplas exposições, pois tecidos de diferentes densidades e espessuras podem ser registados numa única exposição, o paciente corre apenas um risco muito pequeno de irradiação[64]. Alguns autores referem que a irradiação associada à xeroradiografia é 90% superior à associada à radiografia convencional[(70)].

Isto contrasta com relatórios anteriores que indicavam que a exposição com a radiografia era de um terço a metade da exposição com a radiografia convencional[69].

No entanto, este facto não deve ser motivo de preocupação, uma vez que foi demonstrado que, aumentando a quilovoltagem para pelo menos 120, a exposição pode ser reduzida em 60%[68].

Aplicações alargadas

De um modo geral, a xeroradiografia tem aplicações interessantes no tratamento das neoplasias da região laringofaríngea, da região mamária e das articulações, e como auxiliar da análise cefalométrica.

Desvantagens da xeroradiografia

Uma das principais caraterísticas da xeroradiografia é a utilização de cargas electrostáticas no processo de xeroradiografia. Estas cargas são susceptíveis de se perderem no ambiente oral húmido e confinado da xerografia intra-oral[66,68,71].

Dificuldades técnicas

A exposição à radiação e a espessura da placa de raios X são linearmente proporcionais. Quanto mais espessa for a placa, maior será a velocidade, uma vez que os raios X que atravessam a camada fotocondutora têm maior probabilidade de interagir.[72]

Revestimento frágil de selénio

O fotocondutor de selénio amorfo é uma camada muito estável do ponto de vista elétrico.

No entanto, o revestimento risca-se com bastante facilidade. No entanto, observou-se que a superfície tem boa resistência a riscos, lascas e abrasão. Consequentemente, a colocação e o armazenamento numa área confinada, como a boca, podem revelar-se difíceis[68].

Retenção transitória de imagens

Rawls e Owen chamaram a atenção para o facto de o processo de xeroradiografia envolver padrões de carga residuais, pelo que o processo de obtenção de imagens deve ser concluído o mais rapidamente possível. No entanto, desde que o padrão de carga seja mantido, a técnica permite a obtenção de múltiplas cópias do padrão[65].

Coclusão

A radiografia de raios X permite-nos visualizar tanto os tecidos duros como os moles e, por isso, tem muitas implicações para a medicina dentária.

8 Proteção contra radiações na radiografia digital

1. Introdução

O desenvolvimento tecnológico da radiografia digital (DR) e da radiografia computorizada (CR) está a acompanhar o ritmo das modalidades de imagiologia transversal, como a tomografia computorizada (CT) ou a ressonância magnética (MRI). O recente advento da tecnologia de detectores CR, como o varrimento em linha, a leitura dupla e os materiais de deteção de agulhas cristalinas, reduziu as diferenças entre detectores DR em termos de requisitos de dose.

A maioria dos sistemas CR e DR modernos oferece atualmente uma redução substancial da dose no paciente em comparação com a radiografia em película. Infelizmente, o inverso também é possível. Existe o risco de um aumento substancial da dose recebida pelo doente, possivelmente sem que este se aperceba, ou de uma redução da informação de diagnóstico devido à deterioração da qualidade da imagem causada por um processamento de imagem inadequado ou por uma visualização de imagem subóptima[73].

2. Sensores digitais comparados com sistemas de serigrafia convencionais

Embora baseados em princípios técnicos diferentes, os detectores digitais têm muitos pontos em comum com a radiografia por película:

- A aquisição, apresentação e arquivo de imagens estavam anteriormente agrupados numa única folha de filme. Com os detectores digitais, estas funções principais da radiografia foram dissociadas, o que é um pré-requisito para o PACS.
- A gama dinâmica dos detectores digitais é cerca de 400 vezes superior à dos ecrãs de película.
- A correlação inversa entre a dose e o contraste da imagem é eliminada com os

sistemas digitais. O contraste e o brilho da imagem podem ser optimizados de forma independente.

- Uma vez que o escurecimento da película em doses mais elevadas não ocorre com os sistemas digitais, existe um risco de escalada da dose, ou seja, um aumento despercebido da exposição ao longo do tempo quando se utilizam sistemas digitais com ajustes manuais do tubo.

- Redução da informação de diagnóstico devido à deterioração da qualidade da imagem em resultado de um processamento de imagem inadequado ou de uma visualização de imagem subóptima. Este último ponto inclui a avaliação regular das funções de visualização adequadas das cópias electrónicas.

3. Requisitos de dose e qualidade de imagem

3.1. ALARA

Com a crescente sensibilização para a necessidade de proteção contra as radiações, pode observar-se uma mudança de paradigma, do princípio da "qualidade de imagem tão boa quanto possível" para o princípio da "qualidade de imagem tão boa quanto necessária". A dose de radiação recebida pelos doentes deve ser tão baixa quanto razoavelmente possível (ALARA), proporcionando simultaneamente uma qualidade de imagem suficiente para permitir um diagnóstico exato[74].

ALARA não significa necessariamente a menor dose de radiação, nem, quando implementado, resulta na imagem radiográfica menos desejável[(75)].

Há uma grande quantidade de estudos na literatura que comparam o desempenho de um sistema com o de outro sistema de "referência", a fim de definir a extensão da possível redução da dose que ainda permitiria obter uma qualidade de imagem equivalente à fornecida pela referência reconhecida.

Graças a esta abordagem, é possível estudar parâmetros como a deteção de lesões artificiais ou a avaliação semi-quantitativa da impressão subjectiva da imagem, em substituição da qualidade da imagem, e associar estes parâmetros a uma referência de dose.

No entanto, é muito mais difícil definir o nível mínimo de qualidade de imagem necessário para estabelecer de forma fiável um determinado tipo de diagnóstico. A definição individual da dose mínima para responder de forma fiável a uma questão de diagnóstico específica de forma prospetiva parece ser impossível, dada a grande variedade de condições de doentes e doenças e de fluxos de trabalho para exames radiográficos.

A redução da dose no doente, de acordo com o princípio ALARA, não é apenas uma questão de seleção do detetor correto, mas exige também a otimização de toda a cadeia de imagiologia e a seleção de parâmetros de imagiologia adequados[73].

3.2. Classes de qualidade de imagem

Para aplicar o princípio ALARA, vários grupos de trabalho internacionais introduziram o conceito de classes de qualidade de imagem[(74)]. Foram sugeridos três níveis de qualidade de imagem (alta, média e baixa) e, consequentemente, três níveis de dose (correspondentes às classes de velocidade 400, 800 e 1600), dependendo dos requisitos da questão de diagnóstico.

Uma tal classificação "pré-exame" da qualidade de imagem exigida significaria que as diretrizes de orientação existentes exigiriam um parâmetro adicional, como a "classe de qualidade de imagem", embora deva ficar claro que a responsabilidade por essa classificação deve estar nas mãos dos radiologistas. Dada a diferença na eficácia da dose dos actuais equipamentos de raios X digitais, o princípio ALARA significaria também que, para a mesma questão clínica, teriam de ser aplicados diferentes parâmetros de exposição, dependendo do equipamento de raios X utilizado.

As avaliações de imagens fantasma mostraram que uma "qualidade de imagem de classe média", fornecida por uma imagem de película/ecrã com uma classe de velocidade de 400, era alcançável por um sistema de fósforo de armazenamento (sistemas CR que utilizam uma placa de fósforo de armazenamento de pó com leitura unilateral) com doses equivalentes às velocidades 200 e 400 e um sistema de ecrã plano (sistema DR que utiliza um detetor CsI/TFT) com uma dose equivalente à velocidade 1600 ou 25% da dose[(76).]

Uma opção desejável para melhor gerir este processo numa rotina clínica no futuro poderia ser algum tipo de base de dados de parâmetros de exame integrada no sistema. Para diferentes tipos de exame e classes de qualidade de imagem, a base de dados proporia predefinições adequadas de parâmetros manuais ou exposições AEC[77].

3.3. Estratégias de contenção da dose

Para além das classes de qualidade de imagem, há uma série de medidas tomadas antes e durante o exame que podem reduzir significativamente a dose recebida pelo doente[73].

3.3.1. Adaptação dos parâmetros técnicos de aquisição aos equipamentos digitais

De um modo geral, é importante considerar que cada alteração num dos segmentos da cadeia de imagem (gerador, tubo, filtração, grelha, detetor, estação de trabalho, PACS, monitor ou impressão) exigirá uma adaptação dos parâmetros de exposição e, por conseguinte, dos valores-limite do sistema de controlo automático da exposição (AEC).

Do mesmo modo, tal como os radiologistas alteram os protocolos de aquisição do scanner quando passam de um scanner de 16 cortes para um scanner de 64 cortes, têm de adaptar os parâmetros de exposição quando compram um novo equipamento CR ou DR.

Na prática, este processo deve ser integrado no processo de certificação antes de se começar a trabalhar com o novo equipamento.[73]**3.3.2. Atribuição de exames ao sistema radiográfico mais adequado** Quando os radiologistas têm vários sistemas à sua disposição, o conhecimento dos diferentes requisitos de dose dos sistemas deve refletir-se na escolha do sistema de acordo com a sua melhor adequação.

Os exemplos incluem: os sistemas de ecrã plano CsI/TFT produzem radiografias de tórax de melhor qualidade a níveis de dose mais baixos do que um sistema DR baseado em A-Se/TFT; o equipamento de dispositivo de carga acoplada (CCD) é mais adequado para aplicações de campo pequeno do que para radiografia de tórax; e um sistema CR de leitura dupla funciona de forma mais eficiente em termos de dose do que um sistema CR de leitura única. O objetivo desta atribuição deve ser reduzir a dose líquida para o grupo de doentes como um todo.

3.3.3. Preservação dos princípios de poupança de dose validados para as técnicas convencionais

As diretrizes utilizadas para a radiografia convencional, em particular a colimação adequada, a distância fonte-imagem (SID) adequada, o tamanho do ponto focal e o posicionamento do doente, são tão válidas para as técnicas digitais como para as técnicas convencionais.

Isto é particularmente importante numa unidade de cuidados intensivos ou num serviço de urgência, onde muitos dos parâmetros acima referidos são definidos manualmente. Infelizmente, existe uma tendência para tratar estes princípios com menos precisão, com base no facto de a técnica digital ser mais tolerante às variações de dose e oferecer mais opções para restaurar retrospetivamente a qualidade da imagem através do processamento.

Na radiografia convencional com ecrã de filme, as imagens inadequadas eram facilmente identificadas. A maioria destas imagens era posteriormente refeita. Com as técnicas digitais, o processamento de imagens pode compensar os erros de aquisição.

Nalgumas circunstâncias, a fonte de erro é invisível na radiografia processada. Em particular, uma colimação desnecessariamente grande pode ser mascarada por obturadores electrónicos. A colimação adequada do feixe de raios X é importante tanto para a proteção contra as radiações como para a qualidade da imagem num ambiente DR/CR. [78]

A área de colimação ideal depende de cada doente e é da responsabilidade do técnico de radiologia, tendo em conta o tamanho do doente, a questão de diagnóstico e os requisitos individuais do tipo de exame. Isto torna-se particularmente importante quando se utilizam sistemas que não são baseados em cassetes (alguns sistemas CR, todos os sistemas DR) e que utilizam detectores de grande área. A formação contínua, os cursos, a supervisão e o feedback são ferramentas valiosas para garantir que as técnicas radiográficas são utilizadas corretamente e de acordo com o princípio ALARA.

3.4. Otimização da tensão dos tubos e da filtragem dos feixes

Tradicionalmente, a gama dinâmica limitada dos sistemas convencionais de película/ecrã exigia a utilização de kilovoltagens elevadas para penetrar em áreas de elevada atenuação.

Em geral, as imagens digitais são adquiridas com as mesmas definições de kVp que as utilizadas no ecrã de filme convencional. No entanto, esta abordagem foi recentemente posta em causa.

Os sistemas digitais redefiniram a relação tradicional entre o potencial do tubo e o contraste da imagem, porque o processamento da imagem pode otimizar de forma independente o contraste e a densidade de uma imagem.

Um segundo ponto que põe em causa a técnica tradicional de kVp elevado para sistemas digitais está relacionado com o facto de todos os meios de deteção digitais terem - em diferentes graus, dependendo das suas caraterísticas de absorção - uma maior eficiência de dose (DQE) nas gamas de kVp mais baixas.

Em teoria, isto poderia resultar numa melhoria da relação sinal/ruído[((8,9)).]

A maioria dos estudos foi realizada por físicos e baseou-se em medições da SNR ou em experiências de pormenor de contraste. Poucos estudos avaliam os efeitos de definições de baixa kVp num ambiente clínico[(79,80).]

Descrevem uniformemente uma melhoria significativa na qualidade da imagem para radiografias torácicas posteriores-anteriores adquiridas com 90 kVp (sem aumento da dose efectiva para o doente).[81] Alguns autores recomendam uma filtragem adicional do feixe em vez de uma diminuição da tensão do tubo[.(82,83)] Ao utilizar uma filtragem adicional para endurecer o feixe, por exemplo, camadas finas de cobre, a dose de entrada pode ser reduzida até 40% para determinadas partes do corpo.

A filtragem padrão da ampola em radiologia de diagnóstico, conforme exigido pelos regulamentos, é de 2,5 mm de equivalente de alumínio (AL). Pode ser utilizada uma filtragem adicional do feixe de raios X para eliminar a parte de baixa energia do espetro da ampola, que é completamente absorvida pelo doente sem contribuir para a qualidade da imagem.

Sugerem-se filtros adicionais de 1 mm de AL mais 0,1 mm ou 0,2 mm de cobre, que são prática corrente para a radiografia pediátrica em muitos países (partes das diretrizes europeias para a imagiologia pediátrica),

Esta técnica não é aplicável à imagiologia de adultos devido ao aumento considerável do tempo de exposição (>50%), que em muitos doentes é muito suscetível de exceder o limiar recomendado de 20 ms[73].

3.5. Grelhas anti-difusão

As grelhas anti-difusão são geralmente utilizadas em áreas onde a absorção é elevada e o nível de radiação dispersa é significativo, levando a uma deterioração da qualidade da imagem em termos de relação sinal-ruído e contraste. A utilização de uma grelha anti-espalhamento está inevitavelmente associada a uma dose de aquisição mais elevada (por um fator de 2 ou 3) em comparação com a mesma imagem obtida sem uma grelha anti-espalhamento. Uma vez que os sistemas CR e DR (com exceção da tecnologia de fenda) são detectores de superfície vulneráveis aos efeitos de dispersão, a prática geral é a utilização de grelhas anti-difusão em aplicações semelhantes às da radiografia convencional (por exemplo, radiografia vertical do tórax, radiografia da coluna vertebral ou da pélvis, etc.).

A favor das grelhas anti-difusão está o facto de o bordo de absorção K mais baixo do material de deteção CR e DR o tornar mais sensível à absorção de radiação dispersa de baixa energia do que os sistemas de ecrã de película. Por outro lado, a grelha pode ser omitida se a tensão do tubo for reduzida, o que diminui a radiação dispersa. Esta última solução é particularmente interessante para pequenos volumes (por exemplo, aplicações pediátricas). Com um processamento de imagem adequado, é possível obter uma qualidade de imagem suficiente para a maioria dos doentes. No entanto, para os doentes com um índice de massa corporal muito acima da média (), a aquisição de imagens de alta tensão e a utilização de uma grelha continuam a ser necessárias[73].

3.6. Otimização da tecnologia de processamento de imagem

Não há dúvida de que o processamento digital de imagens desempenha um papel importante no sucesso da imagiologia médica.

Há que ter em conta três aspectos:

(1) A impressão global de uma radiografia típica deve ser semelhante à da radiografia convencional efectuada com sistemas de ecrã, a fim de reconhecer as caraterísticas típicas adquiridas durante a formação em radiologia e de manter a possibilidade de interpretação universal.

(2) Deveria haver alguma consistência no processamento de imagens para determinar se algo é normal e para a interpretação de estudos longitudinais.

(3) As capacidades modernas de processamento multifrequencial melhoram o contraste da imagem de forma diferente consoante as regiões anatómicas e as estruturas da imagem. Em estudos de leitores, as imagens melhoradas por ferramentas de processamento sofisticadas são amplamente preferidas[15].

Como o ruído da imagem pode ser amplificado e suprimido pelo processamento, a ligação entre o processamento da imagem e os requisitos de dose é óbvia[(73)].

3.7. Controlo da dose administrada ao doente

A correlação inversa entre a dose e o contraste da imagem é eliminada com os sistemas digitais. Consequentemente, o "escurecimento da película" como indicador de sobre-exposição deixa de existir.

Mesmo a sobre-exposição por um fator de 10 não pode ser reconhecida como uma radiografia digital que é "demasiado preta".

Na radiografia digital, existe uma relação recíproca entre a dose e a relação sinal-ruído: uma menor dose de aquisição está associada a um aumento do ruído da imagem e vice-versa. O problema é que a avaliação visual subjectiva do ruído da imagem não é muito sensível[86].

Além disso, o aumento da dose de aquisição será compensado por um aumento da relação sinal/ruído.
Isto significa que as imagens quase nunca serão rejeitadas pelo radiologista quando estão sobre-expostas. Isto pode, portanto, levar a um aumento pequeno mas contínuo da dose de aquisição quando os parâmetros de exposição são ajustados manualmente. Weather burn et al. compararam as doses de aquisição em 269 doentes internados em unidades de cuidados intensivos [87]".

Os doentes foram distribuídos aleatoriamente por CR ou radiografia convencional de tórax. Os autores constataram que as doses de entrada na superfície, o kerma aéreo de entrada na superfície (mediana de 0,21 mGy vs. 0,16 mGy) e as doses efectivas (mediana de 0,036 mSv vs. 0,027 mSv) eram significativamente mais elevadas para a RC do que para a radiografia convencional. Este facto reforça a hipótese de que, em caso de dúvida, os técnicos tendem a utilizar níveis de aquisição mais elevados para a RC do que para a radiografia convencional.

3.8. Ruído de imagem

Na radiografia digital, o ruído da imagem é inversamente proporcional à dose de radiação do detetor. A avaliação visual do ruído da imagem é, por conseguinte, um potencial mecanismo de controlo. No entanto, o mecanismo de controlo visual humano não só é muito subjetivo, como também muito pouco sensível. Os observadores só se queixaram do ruído da imagem de RC quando foram expostos a muito menos de 50% do nível adequado. Quando o radiologista se apercebe de demasiado ruído, o risco de perder informação de diagnóstico já é maior.

3.9. Sistema de classes de velocidade

Dado o controlo visual muito limitado e a quantidade de dose arbitrariamente atribuível, coloca-se a questão de saber como a dose pode ser controlada nos sistemas digitais. As combinações película/ecrã caracterizavam-se por uma gama dinâmica limitada e, por conseguinte, exigiam uma certa gama (bastante limitada) de exposição à radiação para obter uma imagem com uma qualidade de diagnóstico óptima. Esta dose (também conhecida como a exposição do detetor) era tradicionalmente descrita em termos de velocidade ou classe de velocidade.

Muitos estudos que comparam o desempenho de sistemas de película/ecrã e digitais descreveram a dose utilizada para adquirir imagens de película ou digitais com valores de "velocidade" (Tabela 2). Isto é compreensível no contexto de estudos que comparam o desempenho das duas técnicas radiográficas. No entanto, é importante compreender que a medição da velocidade não é, de facto, aplicável à dose do detetor da radiografia digital. Este facto é ilustrado pelo seguinte.

• A velocidade radiográfica é formalmente definida como o inverso da exposição necessária para produzir uma densidade de película clara (acima da base e do nevoeiro) de densidade ótica (DO) igual a 1. A densidade de uma imagem CR ou DR é, no entanto, inteiramente arbitrária e depende do tratamento e não está completamente relacionada com a dose.

• A "velocidade da película" é determinada principalmente pela composição e espessura do ecrã e descreve também a resolução espacial do sistema película/ecrã. No entanto, nas unidades CR/DR, a resolução do sistema é determinada por outros factores. Por exemplo, na CR, a espessura do detetor (fósforo) e a dimensão do ponto laser são factores determinantes para a resolução e, tanto na CR como na DR, a dimensão do pixel é um fator importante.

• Embora a especificação de uma velocidade (por exemplo, através de um índice arbitrário) para um determinado tipo de combinação ecrã-filme não esteja diretamente relacionada com o nível de ruído, a alteração da dose num sistema digital afectará a relação sinal-ruído.

• Mesmo para os sistemas de película de ecrã, a relação entre a velocidade e a dose no recetor de imagem só é definida para exposições homogéneas em condições laboratoriais, envolvendo fantomas e qualidades de feixe específicos. Para imagens de doentes em condições clínicas, o kerma real no ar no detetor pode desviar-se do valor esperado a partir do número de velocidade (por exemplo, 2,5 Gy à velocidade 400).

3.10. Índice de exposição

Numa tentativa de dar ao utilizador um feedback sobre o nível de dose real de uma imagem clínica, a maioria dos sistemas digitais fornece o que é conhecido como "índice de exposição".

Em todos os sistemas digitais, o índice de exposição é derivado dos sinais da própria imagem adquirida e, por conseguinte, descreve a dose do detetor. A definição matemática e a calibração do índice de exposição diferem consoante os fabricantes de sistemas digitais.

O valor do Índice de Exposição (EI) fornece uma medida composta das caraterísticas do doente e da exposição. Diferentes combinações de composição corporal e exposição do paciente podem resultar no mesmo sinal detectado. A variação no EI pode ocorrer devido à variação no conteúdo da imagem, mesmo que tenha sido utilizada a mesma definição de exposição e a exposição de entrada do doente tenha sido idêntica. Isto significa que o índice de exposição em sistemas digitais só pode ser utilizado como um substituto para a gestão da dose; o EI não representa um equivalente da exposição de entrada do doente. A interpretação destes valores de EI é ainda mais complicada devido a factores como a deteção de colimação, a calibração específica do fabricante e o processamento de imagens específico do exame. O principal objetivo do EI é permitir a comparação longitudinal (ao longo do tempo) do desempenho do sistema durante a instilação e a prática, o que depende de um sistema corretamente calibrado.

Além disso, o índice de exposição é influenciado pela precisão do algoritmo de deteção de colimação, pela colimação, pelo tempo entre a aquisição e a leitura e pela reprodutibilidade do sistema de exposição. Assim, para uma interpretação correta, é necessário ter uma ideia do grau de variação do EI atribuível a condições clínicas e de aquisição variáveis. Este intervalo pode então ter um efeito variável na dose. Atualmente, a aceitação geral do índice de exposição é dificultada pela multiplicidade de variantes específicas de cada fornecedor.

3.11. Controlo automatizado da dose

O equipamento digital moderno fornece geralmente a interface de dados necessária para a recolha e avaliação automáticas de dados. Integrada num ambiente RIS/PACS adequado, a monitorização da dose pode ser estabelecida como uma rotina clínica, como parte de um programa global de controlo de qualidade. A avaliação longitudinal dos parâmetros relacionados com a dose permite identificar até os mais pequenos desvios.

3.12. Doses de referência para diagnóstico

Os níveis de referência de diagnóstico (NRD) são definidos como níveis de dose para exames típicos de grupos de doentes de dimensão normalizada ou fantomas normalizados para tipos de equipamento amplamente definidos. São especificados como o kerma de entrada na pele no ar (ESAK, medido no ar sem retrodifusão) ou como a dose de entrada na pele (ESD, medida num material especificado com retrodifusão, mais comummente utilizada nos EUA).

O conceito de NRD foi introduzido pela Comissão Internacional de Proteção Radiológica (ICRP) em 1990. Os NRD são geralmente fixados no terceiro quartil (valor de 75%) da distribuição da dose, derivado de um estudo adequado das doses recebidas pelos doentes. Os NRD especificados não devem ser excedidos na prática atual. Os níveis de referência são revistos periodicamente e, sempre que necessário e possível, modificados com base no conhecimento da prática atual, nas tecnologias modernas de detectores de CR e DR, e permitem a variação individual na redução da dose e na qualidade da imagem resultante.

No entanto, como os sistemas digitais oferecem maior liberdade na definição do nível de dose sem "sobre-exposição", a conformidade com os níveis de referência é ainda mais importante para evitar que o doente receba níveis de dose que não contribuem para o objetivo clínico de uma tarefa de imagiologia médica.

3.13. Garantia de qualidade

Existem regulamentos nacionais para a aprovação e funcionamento dos equipamentos de radiografia, de modo a garantir uma qualidade de imagem suficiente com uma dose de radiação razoável. Os pormenores técnicos são especificados em normas nacionais ou internacionais. A qualidade da imagem dos sistemas de imagiologia é verificada a intervalos regulares utilizando fantomas técnicos. Um fantoma típico está equipado com uma cunha de cobre para verificar a gama dinâmica, vários objectos de baixo contraste para avaliar a resolução de baixo contraste e uma barra de chumbo para determinar a resolução espacial[88].

3.14. Perspetiva

Os avanços na radiografia digital revolucionaram a forma como os radiologistas interpretam as imagens médicas e comunicam os resultados. Os modernos algoritmos de processamento de imagem permitem otimizar a qualidade da imagem com um nível de dose razoável. Além disso, desenvolveu-se uma variedade de técnicas sofisticadas de pós-processamento que ajudam cada vez mais o radiologista a diferenciar o ruído anatómico dos achados anormais[89].

9 Considerações legais relacionadas com a imagem digital

A imagiologia digital de raios X é uma tecnologia emergente que está a revolucionar a prática de muitos dentistas. Depois de uma imagem ter sido digitalizada, pode ser modificada de várias formas, por exemplo, alterando o seu brilho, resolução e contraste. As imagens finais podem ser exportadas para uma variedade de suportes gráficos, incluindo papel, diapositivos ou película de raios X. Como há alguma perda de informação durante a manipulação e conversão da imagem, a qualidade geral das imagens finais não pode ser melhor do que a original. medida que aumenta a utilização de sistemas de radiografia digital e a facilidade com que as imagens resultantes podem ser alteradas, há que reconhecer o potencial de abuso[90].

Tsang et al. efectuaram um estudo para avaliar o potencial fraudulento da radiografia digital. Os autores obtiveram radiografias periapicais de dentes com restaurações pequenas ou não restauradas a partir dos registos de três pacientes de um consultório dentário privado. Os autores utilizaram scanners planos para digitalizar e importar as radiografias para o computador. Em seguida, adicionaram restaurações, cáries dentárias, fracturas e patologias periapicais às regiões periapicais. Os autores sugeriram às companhias de seguros que os dentes em questão poderiam ser restaurados através de tratamentos dispendiosos, como a terapia de canal e coroas de cobertura total. Em cada caso, as companhias de seguros autorizaram o tratamento proposto com base na aparência do tratamento nas radiografias. As imagens alteradas ilustravam uma necessidade aparente de tratamento dentário que não era necessário e poderiam ter levado ao pagamento de um tratamento que não era necessário e poderiam ter levado ao pagamento de um tratamento que não foi efetivamente realizado. A medicina dentária deve estar consciente das implicações deste tipo de abuso da imagem digital e tentar desenvolver estratégias preventivas.

Atualmente, os fabricantes de software criaram "pistas de auditoria" que permitem encontrar a imagem original no endereço [92].

Graças aos progressos realizados na procura da imagem original, os riscos de alteração das imagens digitais tornaram-se muito reduzidos e, no futuro, há boas hipóteses de as companhias de seguros aceitarem radiografias digitais para reembolso92.

objectivos.

Bibliografia

1. Ennis LM. Dental roentgenology. Philadelphia. Lea& Febiger. 1939-16.

2. Jacobsohn PH, Fedran RJ. Tornando o escuro visível: a descoberta dos raios X e a sua introdução na medicina dentária. JADA 1995; 126(10): 1359-1370.

3. Wenzel A. Duas décadas de tecnologias de informação computorizadas em radiografia dentária. J Dent Res 2002; 81(9): 590-593.

4. Van Der Stelt. Imagens sem película: As utilizações da radiologia digital na prática dentária. JADA 2005; 136; 1379-1387.

5. Radiografia digital, Autor: Boban Fidanoski, DMD.

6. Miles : Imagiologia utilizando detectores de estado sólido. DCNA 37(4) 531-64. 1993.

7. Van der Stelt: Melhor imagem. As vantagens da radiografia digital. JADA 2008; 139, 7S-12S.

8. Ohki et al. Factores que determinam a precisão do diagnóstico de radiografias intra-orais convencionais digitalizadas. Dentomaxilofac Radiol 23: 77-82, 1994.

9. Sanderlink et al. Qualidade de imagem dos sensores de raios X intra-orais digitais diretos na avaliação do comprimento do canal radicular. OOOE 84 : 10-213, 1997.

10. Wenzel et al ; Profundidade de cárie oclusal avaliada clinicamente, por radiografia convencional e por radiografias digitalizadas e processadas. Caries Res 24 : 327-33, 1990.

11. Chen et al ; Digitalização de radiografias com um scanner de cama plana. J Dent 23 : 205-8.

1995.

12. Moystad et al. Deteção de cáries proximais com um sistema de fósforo de armazenamento: uma comparação de imagens digitais melhoradas com película de raios X dentária. Dentomaxillofac Radiol 25: 202-206, 1996.

13. GE Healthcare- Formação - Educação Digital X-Ray- DQE A medição precisa da qualidade da imagem do detetor de raios X digital. 07 de agosto de 2015.

14. Stuart.C. White, Michael. J. Pharoh; Oral Radiology Principles and Interpretation, 6th

edi.

15. Andriole KP. Radiografia computorizada e digital. Em: Hangiandreou NJ, Young JW, editores, Electronic radiology practice. RSNA Publishers: Chicago; 1999.p. 35-41.

16. Corl FM, Garland MR, Lawler LP, Fishman EK. Uma abordagem em cinco passos à manipulação de imagens digitais para o radiologista. Radiographics 2002;22:981-92.

17. LaBerge JM, Andriole KP. Digital image processing: A primer for JVIR authors and readers. Parte 1: Os fundamentos. J Vasc Interv Radiol 2003;14:1223-30.

18. Recomendações técnicas para projectos de imagem digital: Preparadas pelo grupo de trabalho sobre qualidade de imagem do Archives Com.

19. Imagem digital: Introdução Universidade do Arizona.

20. A visão humana e a imagem digital A fotografia digital para todos os efeitos. O papel do olho.

21. Norma técnica do ACR para a gestão de dados de imagens digitais. Dentomaxillofac Radiol 25: 202-206, 1999.

22. Fotografia digital Tamanho da imagem e armazenamento Tamanho da imagem e tamanho do ficheiro. Uma introdução para autores e leitores do JVIR. Parte 1: Os fundamentos. J Vasc Interv Radiol 2006;12:1225-33.

23. A reação do olho humano à luz.

24. Imagens digitais. Passando da teoria à prática: Departamento de Preservação e Conservação da Biblioteca da Universidade de Cornell.11. Puglia S. Manual para projectos digitais: Uma ferramenta de gestão para a preservação e acesso VI Cartilha técnica da administração nacional de arquivos e registos.

25. IK Indrajit, BS Verma ; Digital imaging in radiology practice : An introduction to few fundamental concepts, Indian J Radiol Imaging / November 2007 / Vol 17 / Issue 4.

26. Introdução à fotografia digital. Explicação dos tipos de ficheiros de imagem digital.

27. Passar da teoria à prática Departamento de preservação e conservação da biblioteca da Universidade de Cornell e financiado em parte pelo National Endowment for the Humanities.

28. Especificações do equipamento : University of Iowa Hospitals & Clinics : Departamento de Radiologia : Teleradiologia.

29. Kimpe T, Tuytschaever T. Aumentar o número de tons de cinzento nos sistemas de visualização médica: quantos são necessários? J Digit Imaging 2006.

30. Mantiuk R, Krawczyk G, Mantiuk R, Seidel HP. Pipeline de imagens de gama dinâmica elevada: representação perceptualmente motivada do conteúdo visual.

31. A. Wenzel, Dentomaxillofac Radiol. 27 (1998) 3.

32. Paul f. Van der stelt, d.d.s., ph.d. Jada, vol. 136.

33. Paul F. van der Stelt ;The implementation of digital sensors in maxillofacial radiography, Nuclear Instruments and Methods in Physics Research A 460 (2001) 45 4 9.

34. Eric whates Nicholas Drage; Essentials of Digital Radiography and Radiology 5th edi.

35. Sharma ; Um olhar sobre os sensores CCD... ; What Digital Camera Magazine ; novembro de 1997 ;

pp54-56.

36. Graydon, O.; Selected pixels deliver pictures by the million; Extrato do texto integral da Opto & Laser Europe, junho de 1997

37. Sítio Web do Departamento de Física da Universidade de Oregon; Evolving Towards The Perfect CCD; 1997.

38. Site da Pixelvision; Tipos de sensores de imagem de estado sólido; 1997

39. Muncater, R. ; A-Level Physics ; Stanley Thornes (Publishers) Ltd ; 1985 ; pp.769778.

40. Pulnix; varrimento progressivo [varrimento progressivo vs. entrelaçado]; 1997.

41. Sítio Web do Departamento de Física da Universidade de Oregon; Evolving Towards The Perfect CCD; 1997.

42. Paraulski, K. e Jamerson, P.; Enabling Technologies for a family of digital cameras; SPIE - The International Society for Optical Engineering; Solid State Sensor Arrays and CCD Cameras; Volume 2654; 1996.

43. Kodak ; sensores full frame, KAF-0400(L)

44. Dyson, P.E, Rossello, R. ; CMOS Challenges CCD in Vivitar's 3000 ; PMA 97 : new technology and applications for digital photography ; The Seybold Report on Publishing Systems ; abril 1997, Vol.26, Num. 13.

45. Photobit; tecnologia, tecnologia de sensor CMOS de píxeis activos.

46. Hurwitz, J.E.D, Denyer, P.B, Baxter, D.J; Um sensor CMOS a cores de 800K pixels para câmaras fotográficas de consumo; apresentado como parte de Electronic Imaging na SPIE Photonics West, 1997.

47. Graydon, O. ; Selected pixels deliver pictures by the million ; Extraído do texto integral de Opto & Laser Europe, junho de 1997.

48. Kotter E, Langer M. Radiografia digital com detectores de painel plano de grande área. Eur Radiol. 2002;12:2562-70.

48. Pixelvision; Tipos de sensores de imagem de estado sólido; 1997.

50. Artigo: O CMOS é o fim do CCD? What Digital Camera Magazine; junho de 1997.

51. Culley JD, Powell GF, Gingold EL, Reith K. Sistemas de radiografia digital: uma visão geral.2000.

52. L. Lanc.a e A. Silva, Digital Imaging Systems for Plain Radiography, Springer Science+Business Media New York 2013.

53. Ferdinand Braun (1897) "Ueber ein Verfahren zur Demonstration und zum Studium des zeitlichen Verlaufs variabler Strome" (Sobre um procedimento para demonstrar e estudar a evolução no tempo de correntes variáveis), Annalen der Physik und Chemie, 3ª série, 60: 552-559.

54. Wil Harris: Como funcionam os monitores CRT e LCD; Bit Tech 20 de março de 2006.

55. Gratt BM, Sickles EA, Parks CP. Xeroradiografia de estruturas dentárias. I. Investigações preliminares. Oral Surg Oral Med Oral Pathol 1977;44:148-152.

56. Curry TS, Dowley JE, Murry RC. Christensen's Physics of the Diagnostic Radiology. Lea & Febiger, Philadelphia 1990.

57. Xerox Corporation. Xeroradiografia da articulação temporomandibular. Med Appl Bullet 1973;115.

58. Kalisher L, Olson DJ, Guralnick WC. A aplicação da xeroradiografia no diagnóstico de problemas maxilofaciais. J Can Assoc Radiol 1976;27:52-56.

59. Pogorzelska-Stronczak B. Uma tentativa de aplicar a xeroradiografia em estomatologia. Pol Przegl Radiol Med Nukl 1963;27:265-275.

60. Gratt BM, Sickles EA, Nguyen NT. Xeroradiografia dentária para endodontia: um sistema de raios X rápido que produz imagens de alta qualidade. J Endod 1979;5:266-270.

61. Jeromin LS, Geddes GF, White SC, Gratt BM. Xeroradiografia para radiologia dentária intra-oral. Uma descrição do processo. Oral Surg Oral Med Oral Pathol 1980;49:178-183.

62. Rawls HR, Owen WD. O prognóstico dentário para a xeroradiografia. Oral Surg Oral Med Oral Pathol 1972;33:476-480.

63. Roach JF, Hilleboe HE. Xeroradiografia. Am J Roentgenol Radium Ther Nucl Med 1955;73:5-9.

64. Wolfe JN. Xeroradiografia de ossos, articulações e tecidos moles. Radiologia

1969;93:583-587.

65. Gould HR, Ruzicka FF Jr, Sanchez-Ubeda R, Perez J. Xeroradiografia da mama. Am J Roentgenol Radium Ther Nucl Med 1960;84:220-223.

66. Mc Master RC. Novos desenvolvimentos em xeroradiografia. Nondestructive Testing 1951;10:8-25.

67. Lapinskas VA, Lapinskene AV. Electroroentgenografia (xeroradiografia) e perspectivas da sua utilização em medicina dentária. Stomatologiia (Mosk) 1968;47:35-38.

68. Wolfe JN. Xerografia da mama. Geriatria 1968;23:117-121.

69. Gratt BM, Sickles EA, Silverman S Jr. A xeroradiografia dentária como adjuvante na avaliação do cancro oral: um relatório preliminar. Oral Surg Oral Med Oral Pathol 1980;49:303- 308.

70. Barkhordar RA, Nicholson RJ, Nguyen NT, Abbasi J. Uma avaliação de xeroradiografias e radiografias na determinação do comprimento em endodontia. Oral Surg Oral Med Oral Pathol 1987;64:747-750.

71. Vyverberg RG, Clark HE, Dessauer JH. Xeroradiografia industrial em 1955. Nondestructive Testing 1955;13:35-40.

72. Donovan JL. Propriedades xeroradiográficas do selénio amorfo. J Appl Phys 1970;41:2109.

73. Martin Uffmanna, Cornelia Schaefer-Prokopb. Radiografia digital: O equilíbrio entre a qualidade da imagem e a dose de radiação necessária. Jornal Europeu de Radiologia 72 (2009) 202-208.

74. Gestão da dose no paciente em radiologia digital. Publicação 93 da ICRP. Elsevier :

ICRP; 2004.

75. Seibert JA. Tradeoffs between image quality and dose. Pediatr Radiol 2004;34(suppl. 3):S183-95 [discussão S234-14].

76. Busch HP, Faulkner K. Qualidade da imagem e gestão da dose em radiografia digital: um novo paradigma para a otimização. Radiat Prot Dosimetry 2005;117 : 1437.

77. Neitzel U. Gestão da dose de radiação pediátrica utilizando a radiografia digital Philips.

Pediatr Radiol 2004;34(suppl. 3):S227-33 [discussão S234-241].

78. MacMahon H. Radiografia digital do tórax: questões práticas. J Thorac Imaging 2003;18:138-47.

79. Launders J, Cowen A, Bury R, Hawkridge P. Towards optimisation of image quality, beam energy and effective dose in digital chest radiography (Rumo à otimização da qualidade da imagem, da energia do feixe e da dose efectiva na radiografia digital do tórax). Eur Radiol 2001;11:870-5.

80. Honey ID, Mackenzie A, Evans DS. A study of optimal energies for thoracic imaging using film-screen and computed radiography. Br J Radiol 2005;78:422-7.

81. Metz S, Damoser P, Hollweck R, et al. Radiografia do tórax com um detetor digital de ecrã plano: análise experimental das caraterísticas operacionais do recetor. Radiology 2005;234:776-84.

82. Uffmann M, Neitzel U, Prokop M, et al. Radiografia torácica de painel plano: efeito da tensão do tubo na qualidade da imagem. Radiologia 2005;235:642-50.

83. Samei E, Dobbins III JT, Lo JY, Tornai MP. Uma estrutura para otimizar a

técnica radiográfica na imagiologia digital de raios X. Radiat Prot Dosimetry 2005;114:220-9.

84. Hamer OW, Volk M, Zorger N, et al. Estudo de um fantoma de contraste para otimização do espetro de raios X relativamente à radiografia do tórax utilizando um detetor de painel plano de silício amorfo com iodeto de césio. Invest Radiol 2004;39:610-8.

85. Schaetzing R. Gestão da dose de radiação pediátrica utilizando a radiografia computorizada Agfa. Pediatr Radiol 2004;34(suppl. 3):S207-14 [discussão S234-241].

86. NiemannT,Reisinger C,RauP, Schwarz J,Ruis-Lopez L, Bongartz G. Qualidade da imagem na radiografia convencional do tórax. Avaliação utilizando a ferramenta de pós-processamento Diamond View ((R)). Eur J Radiol 2009.

87. Weatherburn GC, Bryan S, Davies JG. Comparação de doses para exames do tórax à cabeceira com película de ecrã convencional e radiografia computorizada: resultados de um ensaio controlado aleatório. Radiology 2000;217:707-12.

88. Schuncke A, Neitzel U. Análise retrospetiva da dose no paciente de um sistema de radiografia digital em utilização clínica de rotina. Radiat Prot Dosimetry 2005;114 : 131-4.

89. Ward M, Hughes D, Connolly P, Moores BM. Central dose data management and analysis in IT-driven radiation protection strategies. Radiat Prot Dosimetry 2005;114:135-42.

90. 1. Jones GA, Behrents RC, Bailey GB. Considerações legais para imagens digitalizadas. Gen Dent 1996; 44: 242-4.

91. Homer et al. The potential medico-legal implications of computed radiology (As potenciais implicações médico-legais da radiologia computorizada). Br

Dent J 1995; 180:271-3.
92. Brennan: Uma introdução à radiografia digital em medicina dentária. Jornal de Ortodontia; 29: 2002, 66-69.

NOTAS

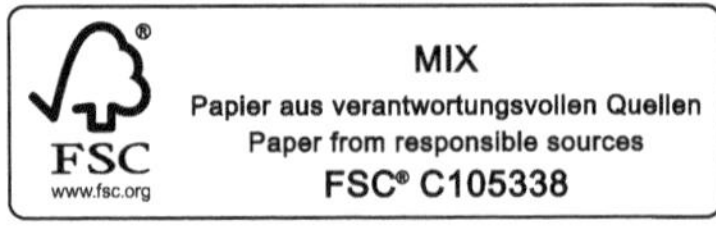

Printed by Books on Demand GmbH, Norderstedt / Germany